Dr. med. M. O. Bruker
Ilse Gutjahr
Reine Frauensache

„Aus der Sprechstunde“ Band 17

Dr. M. O. Bruker
Ilse Gutjahr

Reine Frauensache

mit Beiträgen der Psychotherapeuten
Dr. Mathias Jung und
Dr. Maria Theresia Jung

ISBN 3-89189-042-7
2. Auflage 1993

Umschlaggestaltung: Hendrik van Gemert
Gesamtherstellung: Kösel, Kempten

Inhaltsverzeichnis

Vorwort

Reine Frauensache. – Ein feministisches Buch? Nein. – Ein Aufklärungsbuch? Nein.

Ein Buch, aus Liebe zum Menschen geschrieben? Ja.

Geschrieben in der Hoffnung, daß es nicht nur von Frauen, sondern auch von Männern gelesen wird. Es ist aus dem Bedürfnis entstanden, auf die zahlreichen Gespräche, Fragen und Briefe oftmals verzweifelter Mädchen und Frauen umfassend einzugehen, aber auch die Öffentlichkeit für die tiefe Krise in der Medizin und der sogenannten Gesundheitsvorsorge (die ja in Wirklichkeit gar keine ist) zu sensibilisieren. Gerade bei Frauenfragen und Frauenkrankheiten wird deutlich, wie schnell der Mensch zur Sache wird.

„Kinder wollen Sie haben? Das Kinderkriegen sollten Sie lieber den Türkenweibern überlassen!"

„Unregelmäßige Periode? Mit fast 40 wollen Sie doch wohl nicht mehr schwanger werden. Es wäre dann ja zu überlegen, ob wir die Gebärmutter nicht besser herausnehmen. Dann hört auch endlich diese Krebsangst auf."

„Homöopathie? Das Dreckszeug hilft doch sowieso nicht.“

Originalton von Frauenärzten im Jahre 1992.

Wie soll sich in einer derartig abwürgenden Atmosphäre ein vertrauensvolles Gespräch entwickeln? Würde man einem Mann ebenso schnell zur Entfernung seines Penis oder seiner Hoden raten, wenn es mit dem Samenerguß nicht mehr auf Anhieb klappt oder es mit dem Wasserlassen hapert? Wohl kaum.

Warum gehen eigentlich immer mehr Frauen in immer jüngerem Alter zum Frauenarzt?

Warum gehen überhaupt immer mehr Menschen immer häufiger *vorsorglich* zum Arzt/zur Ärztin?

Warum lassen sich immer mehr Menschen regelmäßig „durchchecken“?

Warum werden Pubertät, Schwangerschaft, sogenannte Wechseljahre wie Krankheiten angesehen und behandelt?

Auch dieses Buch entstand – wie alle anderen Bände der Reihe „Aus der Sprechstunde“ – aus der täglichen praktischen Arbeit, aus der Erfahrung jahrzehntelanger ärztlicher Tätigkeit in Klinik und Sprechstunde, aus dem brennenden Wunsch, Patienten zur Mündigkeit zu verhelfen und dem Wunsch nach mehr Ärzten (nicht Medizinern!), die sich um echte Prophylaxe kümmern. Notfallmedizin mit perfekter Technik ist selbstverständlich nicht mehr wegzudenken. Aber angesichts der zahlreichen (überflüssigen) Operationen, die durch ganzheitliche gesunde Lebensweise verhütbar wären, werden die Versäumnisse der gesamten Ärzteschaft auf groteske Art deutlich.

Täglich werden zum Beispiel tausende Frauen und Männer – die Frauen überwiegen – an der Gallenblase wegen Steinbildung operiert. Dieser Eingriff ist mit Sicherheit zu verhüten, da es sich dabei um eine rein ernährungsbedingte Zivilisationskrankheit handelt. Im Zeitalter des Kostendämpfungsgeschwätzes erfolgt darüber jedoch keine deutliche Aufklärung. Milliarden Mark werden jährlich auf diese Art verpulvert. Die Gesundheit wird dadurch nur scheinbar wieder hergestellt, denn Gallensteine sind Frühsymptome einer hintergründig schwelenden Krankheit. Es kommt – bei unveränderter Lebensweise – nach der Operation unbehindert zu weiteren ernährungsbedingten Zivilisationskrankheiten.

Vor wenigen Tagen rief zu später Stunde eine besorgte junge Frau an. Ihrem Bruder, 20 Jahre alt, waren Dünndarm und Dickdarm weitgehend entfernt worden. Diagnose: Colitis ulcerosa.

Frage: „Was kann ich für meinen Bruder tun?“

Antwort: „Der Eingriff ist ein Verbrechen,

denn die Krankheit ist heilbar, wenn sie richtig, rechtzeitig und konsequent behandelt wird."

Dieses Buch ist „reine Frauensache" schon deshalb, weil Frauen ein größeres Gespür für ganzheitliche Zusammenhänge des Lebens haben. Frauen sind „Träger des Lebens" – nicht die Männer. Die Natur hat sich bei dieser sinnvollen Wahl etwas gedacht.

Es wird Zeit, daß das patriarchalische Zeitalter – die reine Männerwirtschaft – zu Ende geht. Was hat es gebracht? Atomkraftwerke, zerstörende Technik, Kriege, Millionen Tote. Die mißhandelte Erde schreit geradezu um Hilfe.

Wir halten viel von Frauen. Spielten sie in der Politik und in der Wirtschaft eine größere Rolle, brächten sie wirklich den Part „Sensibilität" ein, den die meisten Männer sich nicht zu leben trauen, weil sie fürchten, ihre Männlichkeit zu verlieren und ihre Karriere aufs Spiel zu setzen, dann wäre es besser um diese Welt bestellt.

Daß es auch Frauen gibt, die unbedingt und mit aller Gewalt „ihren Mann stehen wollen", richterliche Macht ausspielen möchten, ist bekannt, aber mit diesen Ausführungen nicht gemeint.

Dieses Buch geht Mann und Frau in ihrer von der Schöpfung gemeinten Natürlichkeit an, ist also auch ein Partnerbuch, geschrieben für diejenigen, denen bewußt ist, daß eines ohne das andere nicht sein kann und auch gar nicht sein mag.

Dr. M. O. Bruker
Ilse Gutjahr

Lieber Dr. Bruker

1. 8. 1992

Lieber Dr. Bruker,
ich bin 15 Jahre alt und habe großen Kummer. Alle meine Freundinnen haben schon lange ihre Periode, nur ich noch nicht. In der Klasse werde ich von den anderen schon immer damit geärgert und habe allmählich Angst, daß ich vielleicht nie Kinder bekommen kann.

Körperhaare und Busen habe ich ziemlich viel und normal, finde ich.

Meine Mutter will mit mir zum Frauenarzt gehen. Davor habe ich aber Angst.

Weil ich öfter Ihre Zeitung lese, habe ich gedacht, ich frage Sie einfach mal, was ich machen soll. Außerdem habe ich noch keinen festen Freund, nur einen in der Tanzstunde, obwohl alle anderen schon einen haben, und die meisten Mädchen, die ich kenne, auch schon die Pille nehmen.

Manchmal denke ich, ich bin gar nicht normal.

Viele Grüße und vielen Dank.
Antje B.

19. 8. 1992

Liebe Antje,
Sie sind ganz normal. Wenn, wie Sie schreiben, Körperhaare und Busen gewachsen sind, ist dies ein Zeichen, daß die hormonelle Entwicklung Ihrem Alter entsprechend normal ist.

Heute ist es leider so, daß durch zahlreiche Einflüsse (Licht, Nahrung, visuelle Reize u. a.) eine frühreife körperliche Entwicklung der Jugendlichen stattfindet, ohne Gleichschaltung der geistigen Reife und damit einhergehenden notwendigen Verantwortung. Das heißt, daß auf Grund der körperlichen Entwicklung die meisten Jugendlichen zu früh sexuellen Umgang pflegen, ohne die Verantwortung für den Partner mit einzubeziehen.

Freuen Sie sich über Ihre Unbefangenheit und die dem Alter durchaus entsprechende Entwicklung. Zu meiner Zeit – ich bin jetzt 83 Jahre alt – galt es als normal, wenn Mädchen mit 18 Jahren ihre Periode bekamen. Heute tritt sie bei frühreifen Kindern dagegen bereits mit neun oder zehn Jahren auf. Normal ist dies jedoch nicht. Die Periode ist doch ein Zeichen dafür, daß eine Empfängnis möglich ist, also ein Kind empfangen und geboren werden kann. Die Natur hat es sich aber so gedacht, daß dafür nicht nur der Körper bereit und reif ist, sondern der ganze

Mensch – also Körper, Geist und Seele. Es ist doch unmöglich, daß Kinder Kinder gebären, versorgen und selbständig aufziehen können.

Warten Sie also geduldig ab. Freuen Sie sich über Ihre Gesundheit und Unbeschwertheit. Und glauben Sie nicht alles, was Ihre Freundinnen erzählen. Oft wird auch übertrieben und geschwindelt, um sich wichtig zu machen und der „besten Freundin" zu imponieren. Auch dies gehört zur Entwicklung.

Zum Frauenarzt – überhaupt zum Arzt oder zur Ärztin – sollten Sie nur gehen, wenn ernste Beschwerden vorliegen. Aber auch dann sollten Sie sehr kritisch gegenüber den Empfehlungen und Anordnungen des Doktors sein. Es wird heute allgemein viel zu oft und viel zu leichtfertig verordnet und verschrieben. Es wäre zum Beispiel geradezu unverantwortlich, in Ihrem Fall die Pille zu verschreiben, nur um eine künstliche Blutung herbeizuführen. Dabei handelt es sich natürlich nicht um eine echte Periode, bei der das reife Ei ausgestoßen wird, sondern um eine durch künstliche Hormone herbeigeführte Entzugsblutung. Dadurch können nachteilige Störungen für das ganze Leben auftreten, die nicht wieder gutzumachen sind.

Seien Sie also guten Mutes. Wenn Sie weitere Sorgen haben, dürfen Sie mir gern wieder schreiben. Und wenn Ihre Periode da ist, dürfen Sie mir das Ereignis auch gern mitteilen.

Mit freundlichen Grüßen
Ihr
Dr. M. O. Bruker

Periode – Pille – Partnerschaft

Periode – was geht da eigentlich vor?

Die heutige Generation ist neugierig gemacht worden. Erlebten unsere Vorfahren eine Schwangerschaft erwartungsvoll und mit Spannung – was wird es? Mädchen oder Junge? –, so kann man nun das Geheimnis des Schöpfers bereits ganz nüchtern ab dem vierten Schwangerschaftsmonat lüften mittels Chromosomen-Analyse oder Ultraschalluntersuchung.

Bereits in der 8.–12. Schwangerschaftswoche werden die inneren, bis zur 16. Schwangerschaftswoche die äußeren Geschlechtsorgane des Kindes geformt. Beim ungeborenen Mädchen entwikkeln sich in den Eierstöcken mehrere hunderttausend Eibläschen, von denen später im Erwachsenenalter allerdings nur wenige – im allgemeinen sogar nur ein einziges Ei – reif werden.

Emanzipation her und hin – die weiblichen Geschlechtsorgane sind nun mal die Organe der Fortpflanzung, daran ist nicht zu rütteln. Der Mann trägt sein Stückchen dazu bei, da wird auch die Zukunftsforschung nichts Neues entdecken.

Die Pubertät – so konnte man früher sagen – beginnt beim Mädchen etwa mit dem 14. Lebensjahr. Vereinzelt gibt es junge Mädchen, die die erste Periode erst mit ungefähr 18 Jahren bekommen. Immer häufiger sind jedoch Kinder schon mit 8 bis 10 Jahren „geschlechtsreif". Zumindest scheint dies so, geht man nach der körperlichen Entwicklung.

Diese Frühreife wird durch zahlreiche Einflüsse unserer Zivilisation hervorgerufen, die hier nicht ausführlicher besprochen werden sollen. Die Nahrung, die ja mittlerweile bereits in der fünften Generation falsch weitergegeben wird, spielt dabei eine nicht unerhebliche Rolle, aber auch künstliche Lichteinflüsse, medikamentöse Auswirkungen (Pilleneinnahme der Mutter, Verabreichung anderer Medikamente), Reizüberflutung durch Fernsehen, Computer(spiele) und andere „moderne" Errungenschaften.

Die Tätigkeit der Eierstöcke steht unter dem Einfluß der Hypophyse (Hirnanhangsdrüse). Bislang hauptsächlich für Wachstum und Entwicklung zuständig, sorgt sie mit Beginn der Pubertät dafür, daß notwendige Hormone (Östrogene und Gestagene) produziert werden, die die Eierstöcke aktivieren und das erste Ei reifen lassen.

Parallel dazu entwickeln sich Achsel- und

Schambehaarung. Busen, Po und Hüften werden runder, weiblicher; auch die Stimme wird voller und etwas tiefer. Stimmungsschwankungen können auftauchen. Von himmelhochjauchzend bis zu Tode betrübt spielt das Gefühlsleben alle Höhen und Tiefen durch.

Vereinzelt kommt es zur Magersucht. Das Mädchen zeigt auf diese Weise, daß es nicht Frau werden kann oder möchte. In langen geduldigen Gesprächen sind die Gründe für diese Entwicklungsstörung herauszufinden und entsprechend zu behandeln.

Bei ungestörter Entwicklung vermehrt ein Eierstocksbläschen (Follikel) seinen flüssigen Inhalt und dehnt sich aus. Es erreicht dabei die Oberfläche des Eierstocks, platzt und entleert sich samt dem in ihm etwa staubkorngroßen Ei in die Bauchhöhle (Ovulation).

Manche Mädchen und Frauen spüren den Eisprung als ziehenden Schmerz im Unterleib, den sogenannten Mittelschmerz, der leichten Periodenschmerzen ähnelt. Der Sprung des Eierstocksbläschens erfolgt *ungefähr* in der Mitte zwischen zwei Perioden.

Das Ei gelangt danach in den Eileiter und wird durch die Bewegung der dort angesiedelten Flimmerhärchen in einigen Tagen in die Gebärmutter transportiert.

Nach der Entleerung fällt der geplatzte Follikel in sich zusammen. Sein Hohlraum füllt sich mit Blut und erhält durch die Aufnahme von Fettpartikeln in die Zellwand eine gelbe Farbe – daher der Name *Gelbkörper.* Durch starke Vermehrung der Zellen und Bildung zahlreicher Blutgefäße wächst der Follikel um das Vielfache seiner Größe an. Es werden dort Hormone produziert (Gestagene, Progesteron), die wiederum Botschaften an die Gebärmutter senden. Diese wird durch reichlichere Blutzufuhr schwerer und größer. Sie zeigt unter dem hormonellen Einfluß die stärksten Veränderungen in ihrer Schleimhaut, mit der die Innenwand ausgekleidet ist. Diese wird dicker und blutreicher, die in ihr befindlichen Drüsen vergrößern sich, Nährstoffe werden angereichert. Die Gebärmutter tut ganz und gar so, als stünde eine Schwangerschaft bevor und richtet sich darauf ein, das Kind (Embryo) – falls es wirklich dazu käme – von der ersten Sekunde an richtig zu versorgen.

Kommt es nicht zu einer Befruchtung des Eis, nistet es sich nicht in der Schleimhaut der Gebärmutterwand ein, sondern geht zugrunde und wird unbemerkt ausgeschieden. Die entsprechenden Hormone (Gelbkörper) signalisieren nun der Gebärmutter, das vorbereitete Gewebe wieder abzubauen, da es nicht mehr benötigt wird. Durch diese Rückbildung der vorher aufgebauten Schleimhaut kommt es bei der Ablösung von der Gebärmutterwand zu Blutungen, die – vermischt mit Schleim – durch die Scheide nach außen entleert werden.

Diese drei bis fünf (manchmal auch sechs) Tage dauernde Ausscheidung heißt man *Periode* oder *Menstruation.* Man spricht auch von *Monatsblutung*, *Regel* oder den *Tagen.* Der erste Eintritt der Regel heißt *Menarche.*

Der Gelbkörper hat nun seine Schuldigkeit getan, er bildet sich zurück, löst sich auf und wird vom Organismus aufgenommen, während sich das Geschehen bereits wiederholt und ein anderes Eierstocksbläschen heranreift. Die Gebärmutterschleimhaut wächst nach der Periode sofort wieder und bereitet sich erneut für eine bei der nächsten Eireife mögliche Schwangerschaft vor.

Die Bezeichnung „meine Tage“, „ich habe meine Tage“ ist nicht gerade glücklich gewählt, signalisiert sie doch bereits, daß sich etwas Außergewöhnliches, ja beinahe Krankhaftes abspielt.

Eine Periode ist jedoch keine Krankheit, sondern etwas Normales. Sie muß auch nicht periodisch, also regelmäßig, auftreten. Man liest und hört immer wieder, daß die meisten Frauen alle

28 Tage den 1. Zyklustag haben (sollen). Dies halten wir für ein Gerücht. Abweichungen sind die Regel, und „die Regel“ ist die Ausnahme.

Aufregungen, Streß, Freude, Angst, Ärger, Belastungen, Krankheiten können die Periode verzögern oder früher erscheinen lassen. Sie muß also nicht regelmäßig und auch nicht monatlich auftreten. Sie kann in Abständen von 23, 24 oder 25 Tagen vorkommen. Dann stellte sich sogar im Verlauf eines Monats zweimal eine Blutung ein. Es gibt aber auch Abstände von 30 und mehr Tagen.

Krankhaft ist das alles nicht und schon gar kein Grund, deshalb einen Arzt aufzusuchen, der nun eventuell mit einer unnötigen Behandlung beginnt.

Jedes Mädchen, jede Frau hat ihre individuelle Konstitution, ihr Wesen, ihren „inneren Tacho“. Im Laufe der Zeit lernt sie sich und ihren Körper sehr genau kennen.

Starke Beschwerden vor und während der Periode sind nicht normal, kommen aber vor, ohne besonderen Krankheitswert zu haben. Als normal kann man vor der Periode ein Gefühl von Völle, Anspannung im Unterleib, ziehende Schmerzen, leichte Kreuzschmerzen, aber auch nervöse Reizbarkeit und Aggressivität ansehen. Diese Symptome sollten jedoch nicht so stark sein, daß der normale Alltagsablauf dadurch beeinträchtigt wird. Bereits das Wissen um die Zusammenhänge der Abläufe vor und während der Periode bringt Sicherheit und nimmt die Anspannung.

Bei Mädchen und Frauen, die nicht geboren haben, sind die Geburtswege ja noch sehr eng. Die Gebärmutter stößt die Schleimhaut dann durch wehenähnliche Schmerzen ab. Dies ist also die Ausstoßung eines unbefruchteten Eis. Daher rühren die Periodenschmerzen.

Periodenstörungen

Treten unzumutbare Schmerzzustände auf, muß gelegentlich ein Arzt konsultiert werden, der etwas von Ganzheitsmedizin versteht. Es ist von ihm auszuschließen, daß krankhafte Formveränderungen vorliegen.

Krankhaft starke Periodenblutungen können auf eine Erkrankung der Gebärmutter hinweisen. Eine Untersuchung ist daher in jedem Falle unerläßlich. Besonders gilt es, in jedem Fall das Vorliegen eines Krebses auszuschließen, der als einziges Frühsymptom verstärkte oder unregelmäßige Blutungen aufweisen kann. Ist ein Krebs nachgewiesen, ist sofortige Operation notwendig.

Periodenstörungen sind meist Begleiterscheinungen ganzheitlicher Störungen, ihre Behandlung darf daher nicht ohne Berücksichtigung des gesamten Organismus erfolgen. Dies gilt sowohl für unregelmäßige wie für zu starke oder zu schwache Blutungen. Es gilt, die jeweiligen Ursachen aufzuspüren. Oft liegen sie in besonderen Lebensumständen. So kann es sein, daß die Periode in den ersten Jahren schmerzlos und ohne Beeinträchtigung des Allgemeinbefindens verläuft. Erst von einer bestimmten Zeit an treten Schmerzen auf, die mit Spannungen und Lebensbelastungen im Zusammenhang stehen können. Eine entsprechende Lebensberatung ist unumgänglich, denn mit der Verordnung eines symptomunterdrückenden Mittels wäre der Patientin nicht ursächlich geholfen.

Die Periodenstörung kann unter Umständen das einzige Symptom sein, mit dem sich eine Fehleinstellung zu allem, was mit Sexualität direkt und indirekt zu tun hat, äußert. Nur wer über diese Zusammenhänge Bescheid weiß, wird sie erkennen und entsprechend behandeln können. Nichtwissen führt oft zu gänzlich ungeeigneten Versuchen, durch operative Eingriffe, wie Dehnung des Gebärmuttermundes, die Schmerzen zu beseitigen. Daß derartige Behandlungen für ein junges Mädchen/eine junge Frau nur

Nachteile haben, vorwiegend auf psychologischem Gebiet, braucht sicher nicht besonders betont zu werden. Es wird dadurch nicht nur der Hinweis verkannt, daß die Patientin Lebensberatung nötig hat, sondern es werden durch den örtlichen Eingriff zusätzliche seelische Schäden verursacht.

Die dadurch versäumte richtige Weichenstellung kann den gesamten Ablauf des späteren Lebens nachteilig beeinflussen. Das wird oft erst in viel später erfolgenden Beratungen aufgedeckt, wenn die Frau Glück hat, einen ganzheitlichen Arzt zu finden. Hat sie jedoch Pech, gerät sie in eine Symptombehandlung ohne Ende.

In meiner jahrzehntelangen ärztlichen Tätigkeit in Klinik und Praxis habe ich zahllose Patientinnen erlebt, die man auf diese Weise durch unnötige Operationen sinnlos verstümmelt hat.

Myome und was dahintersteckt

Es scheint offensichtlich ein Zusammenhang zwischen zahlreichen Frauenkrankheiten und dem Umstand, daß Geburten seltener werden, zu bestehen. Als Beispiel können die Myomerkrankungen der Gebärmutter gelten. Ein Myom ist eine gutartige Geschwulst der Gebärmuttermuskulatur. Statistische Erhebungen sprechen dafür, daß ein Myom um so häufiger auftritt, je weniger Schwangerschaften eine Frau durchgemacht hat. Je mehr Kinder also eine Frau geboren hat, um so geringer ist für sie die Gefahr, an einem Myom zu erkranken. Dieser Vorgang ist biologisch einfach zu erklären: Die Wand der Gebärmutter besteht aus Muskulatur; während der Schwangerschaft geht ein starkes Wachstum der Gebärmutter normalerweise mit einer ebenso starken Vermehrung der Muskulatur einher, weil sie bei der Geburt zur Austreibung des Kindes benötigt wird. Bleibt die Schwangerschaft aus, kommt auch die Gebärmutter nicht zu der ihr angeborenen physiologischen Entwicklung. Das selbständige Wachstum der Gebärmutterwand in Form eines Myoms kann gewissermaßen als natürlicher Ausgleich dafür angesehen werden, daß die Gebärmutter durch das Ausbleiben einer Schwangerschaft an ihrem normalen Wachstum gehindert wird.

Durch massive medikamentöse Eingriffe kann es jedoch ebenfalls, wie zum Beispiel bei der Einnahme der Antibabypille, zu unkontrolliertem Wachstum, also auch zu Myomen, kommen.

Ein Myom kann verstärkte Blutungen hervorrufen, vor allem dann, wenn die Muskelverdikkung nicht im äußeren Wandbereich sitzt, sondern sich zur Lichtung hin entwickelt. Da die Gebärmutter versucht, diesen Knoten als Fremdkörper abzustoßen, was natürlich nicht gelingt, treten in diesen Fällen leicht vermehrte Blutungen und auch wehenartige Beschwerden auf. Falls die Blutungen nicht beherrscht werden können, ist Operation angezeigt. Dasselbe gilt für sehr große Myome, die Verdrängungserscheinungen der Nachbarorgane hervorrufen.

In den meisten anderen Fällen braucht ein Myom nicht operiert zu werden, da nie die Gefahr besteht, daß es bösartig wird. Myome machen häufig überhaupt nie Beschwerden und werden nur als Zufallsbefund entdeckt. Bei Frauen, die ihre Periode über das 50. Lebensjahr hinaus noch nicht verloren haben, findet sich oft ein Myom. Nachdem die Periode endgültig aufgehört hat, bilden sich die Myome, wenn sie nicht zu groß waren, von selbst wieder zurück.

Facharzt: Gebärmutter nur bei Krebs entfernen

Zehntausenden Frauen mit gutartigen Geschwülsten (Myome) in der Gebärmutter könnte eine operative Entfernung des Organs erspart werden. Mit

Hilfe der Laparoskopie (Bauchspiegelung) wird die Muskelgeschwulst entfernt, die Gebärmutter selbst aber erhalten, erläuterte Professor Kurt Semm, Kiel. Eine totale Entfernung der Gebärmutter sei nur bei einer Krebserkrankung zu rechtfertigen, so Semm, zum Auftakt eines Fortbildungskongresses für Frauenärzte. Bisher würde häufig auch bei gutartigen Geschwülsten das gesamte Organ entfernt. Jährlich werden bundesweit rund 150000 Gebärmutter-Operationen vorgenommen. Kritik übte Semm an vielen seiner Kollegen, die eine Gebärmutter nur als Fortpflanzungs-Organ betrachteten, das bei nicht bestehendem Kinderwunsch problemlos zu entfernen sei. Für Frauen stelle die Unversehrtheit des Uterus jedoch einen wesentlichen Bestandteil ihrer weiblichen Persönlichkeit dar.

(dpa/27-01-1993)

Eierstocksentzündung gibt es nicht!

Häufig werden Frauen die Schmerzen im Unterleib, die – wie bereits gesagt – der Ausdruck verschiedenartigster Störungen sein können, mit dem Begriff „Eierstocksentzündung“ erklärt. Dieser unglückliche und streng genommen völlig falsche Ausdruck ist ein ungeeigneter Sammelbegriff für alle funktionellen Störungen an den inneren Geschlechtsorganen. Der Eierstock kann sich nicht entzünden. Zwar sind dort andere Erkrankungen möglich, die aber praktisch immer schmerzfrei sind.

Selten kommt es auch zu Schmerzen bei der Ausstoßung des Eies aus dem Eierstock, dem sogenannten Follikelsprung, etwa vierzehn Tage vor der Regelblutung; diese haben aber andere Hintergründe. Auch die meisten Eierstocksgeschwülste sind – wie alle „organischen“ Krankheiten – schmerzlos. Deshalb werden sie oft erst spät entdeckt und machen sich erst bemerkbar, wenn Funktionsstörungen auftreten.

Entzünden können sich andere Organe im Unterleib: der Eileiter, die Gebärmutter und Scheidenschleimhaut, das Beckenbindegewebe, die Lymphknoten, das Bauchfell, aber nicht der Eierstock. Es ist wichtig, daß Frauen dies wissen, damit sie sich mit dem unscharfen Sammelbegriff „Eierstocksentzündung“ nicht abfertigen lassen.

Ausfluß

Vor der Periode „leiden“ Mädchen öfter unter Ausfluß. Sie leiden im Grunde gar nicht darunter, sondern bemerken diese Veränderung. Meistens sind es die Mütter, die darüber in Sorge sind. Geringe Absonderung eines Sekrets ist als normal anzusehen. Sie geht parallel mit der weiblichen Entwicklung. Ist der Ausfluß zu stark und lästig, müßte der homöopathisch orientierte Arzt im Einzelfall ein passendes Mittel verordnen. Aber so wie die Brustdrüse in der Pubertät auch Flüssigkeit absondern kann (übrigens auch in den Wechseljahren) „muttert" die Gebärmutter in Erwartung weiterer Aufgaben und tut dies manchmal durch Ausfluß kund.

Anders ist es mit stärkerem Ausfluß, der bei Frauen weit verbreitet ist. Das ist kein normaler Zustand. Ausfluß kann Begleiterscheinung einer anderen Unterleibserkrankung oder einer Erkrankung des übrigen Körpers sein. Gründliche Untersuchung der Unterleibsorgane und des ganzen Menschen und Aufdeckung der Ursachen sind zwingend erforderlich. Die Behandlung, die nur selten rein örtlich sein muß, richtet sich nach der Ursache und Grundstörung. Oft ist Ausfluß zum Beispiel mit Verstopfung kombiniert; wird diese mit einer vitalstoffreichen Vollwertkost behandelt, regelt sich nicht nur die gestörte Darmtätigkeit, sondern verschwindet meist auch der Ausfluß.

Schmerzhafte Erkrankungen im Unterleib außerhalb der Periodenzeit sind nicht selten. Sie brauchen nicht von der Erkrankung der Geschlechtsorgane herzurühren, da sich im Unterbauch außer diesen Organen auch noch der Enddarm, die Blase, Blut- und Lymphgefäße, Lymphknoten, das Bauchfell, die Beckenmuskulatur, Bänder und Bindegewebe und Nervengewebe als Ganglien und Nervenstränge befinden. Außerdem können krankhafte Veränderungen in der Umgebung der Lendenwirbelsäule und der Kreuzgegend schmerzhafte Ausstrahlungen in das kleine Becken hervorrufen, ähnlich wie mancher Beinschmerz (Ischias) von krankhaften Veränderungen im Wirbelsäulenbereich ausgehen kann. Eine Untersuchung der Geschlechtsorgane allein genügt daher nicht, wiederum ist auch bei diesen Erkrankungen der gesamte Mensch zu untersuchen. Störungen an anderen Organen und Körperteilen geben häufig rasch Aufschluß über die Ursachen und Zusammenhänge mit dem übrigen Organismus.

Akne

Die Gesichtshaut ist von Natur aus mit mehr Talgdrüsen ausgestattet als die übrige Haut, vielleicht zum Schutz, weil sie ja nackt den Witterungsverhältnissen ausgesetzt ist. Von Akne sind vorwiegend Menschen betroffen, die zu einer fettigen Haut durch vermehrte Absonderung der Talgdrüsen neigen, der sogenannten Seborrhoe. Die Störung ist durch eine vitalstoffreiche Vollwertkost günstig zu beeinflussen. Diese ist die Basis der Behandlung. Als zusätzliche Maßnahmen kommen homöopathische Arzneien in Frage, Anregung der übrigen Hauttätigkeit durch Sauna oder andere Schwitzmaßnahmen, Gesichtswechselbäder. Lokal kann die Behandlung mit schwefelhaltigen alkoholischen Lösungen unterstützt werden. Fetthaltige Salben sind jedoch nachteilig, da die Haut ja sowieso zu fettig ist. Darauf, daß es eine hormongesteuerte Erkrankung ist, weist die Beobachtung hin, daß die Akne erst mit Eintritt der Pubertät auftritt und daß sie bei Männern mit weiblichen Hormonen gebessert werden kann.

Neun Zehntel unseres Glückes
beruhen allein auf der Gesundheit.
Mit ihr wird alles eine Quelle
des Genusses.
Hingegen ist ohne sie kein äußeres
Gut, welcher Art es auch sei,
genießbar.

Schopenhauer

Bei allgemein erträglichen Beschwerden vor oder während der Periode sind feuchtwarme Leibwickel hilfreich, ein warmes Bad, ein Heublumensack und die richtig gewählte homöopathische Arznei.

Wechselunterschenkelbäder – eine Behandlung, die nichts kostet

Wärmende Maßnahmen kann jeder ohne besondere Vorkenntnisse zu Hause anwenden. Sie wirken entspannend und entkrampfend. Fast überflüssig zu erwähnen, daß für warme Füße zu sorgen ist. Bei chronischem Kaltfuß sind *Wechselunterschenkelbäder* sehr hilfreich. Dazu sind zwei Unterschenkelbadewannen nötig (oder entsprechend große Behälter). Eine *kniehohe* Wanne wird bis zum Rand mit heißem Wasser gefüllt (39 bis 41 Grad). Beide Unterschenkel werden dort 10 Minuten hineingestellt, danach für 10 Sekunden in eine ebenfalls kniehohe Wanne, die mit sehr kaltem Wasser gefüllt ist. Dieser Vorgang wird noch einmal wiederholt, also nochmals 10 Minuten heiß und zum Abschluß 10 Sekunden kalt.

Anschließend werden die Beine abgetrocknet. Wichtig ist es, diese große Angriffsfläche zu wählen, also beide Beine bis zu den Knien (und nicht nur die Füße) ins Wasser zu stellen.

Nach dem Bad sollte man sich in einem warmen Raum aufhalten oder einen zügigen kreislaufanregenden Spaziergang machen.

Das Wechselunterschenkelbad kann zwei- bis dreimal wöchentlich durchgeführt werden. Es spricht auch nichts gegen eine tägliche Anwendung.

Dieses Wechselbad hilft ebenfalls ausgezeichnet bei beginnenden Infekten, sogenannten Erkältungen.

Heublumensack – eine vergessene Wohltat

Ein *Heublumensack* sollte in keinem Haushalt fehlen. Er ist angezeigt bei allen Erkrankungen, bei denen örtliche Wärme Linderung bringt: rheumatische Erkrankungen, Kreuzschmerzen, Verspannungen im Nacken- und Schulterbereich, Kniebeschwerden, Arthritis, Arthrose, Ischialgie, sogenanntem Hexenschuß, Erkrankungen von Leber, Galle, Magen, Darm und

Bauchspeicheldrüse, allgemeinen Bauchbeschwerden und Periodenstörungen.

Da der Heublumensack zu den ältesten, leider sehr vernachlässigten Naturheilweisen zählt, soll seine Anwendung an dieser Stelle ausführlich beschrieben sein.

Man näht einen kleinen Leinensack von etwa 30 × 40 cm und füllt ihn mit 400 bis 500 Gramm Heublumen, die in der Apotheke oder Drogerie erhältlich sind oder im Sommer selbst gesammelt und getrocknet werden können. Die Füllung sollte so bemessen sein, daß sie nicht stramm in den Beutel gepreßt wird, sondern locker bewegt werden kann. Der Sack wird nun zugenäht, am besten grob geheftet, und im strömenden Dampf stark erhitzt.

Im Haushalt eignet sich dazu am besten ein zu etwa einem Drittel mit heißem Wasser gefüllter größerer Kochtopf, in den man ein Sieb hängt oder ein höheres Gefäß (mit der Öffnung nach unten) stellt, auf dem der Heublumensack so liegt, daß er nicht mit dem Wasser in Berührung kommt. Nun wird das Wasser bei geschlossenem Topf zum Kochen gebracht, so daß die aufsteigenden Dämpfe den Heublumensack durchdringen, bis er feucht und **sehr heiß** ist. **So heiß er vertragen wird,** legt man ihn nun auf die schmerzende Körperstelle und deckt sie sofort gut ab. Am besten liegt der Patient dazu im Bett und deckt sich anschließend zu.

Wird die Anwendung zum Beispiel bei Bauchschmerzen gewünscht, legt man den heißen Heublumensack auf den bloßen Bauch, darüber ein Baumwolltuch oder ein Handtuch, darüber eine Wolldecke, die um den ganzen Leib geschlagen wird, darüber wird dann die Bettdecke gelegt.

Im Nu stellt sich ein angenehmes entspannendes Gefühl ein. In meinen früheren Kliniken ließ ich Jahrzehnte diese Maßnahme immer nach dem Frühstück und nach der Mittagsmahlzeit durchführen. Die Patienten warteten schon sehnsüchtig darauf. Die Heublumensäcke wurden dazu in großer Zahl in einem eigens angefertigten Gerät unter Dampf erhitzt und – so wie oben beschrieben – aufgelegt. Meistens schliefen die Betroffenen unter der Maßnahme ein, woran die entspannende Wirkung zu erkennen ist. Der Heublumensack kann nach etwa einer halben Stunde bis einer Stunde entfernt werden, auf jeden Fall aber, bevor die Auflage sich unangenehm kühl anfühlt.

Die Haut muß an der behandelten Stelle deutlich gerötet sein. Ist dies nicht der Fall, war die Temperatur nicht hoch genug.

Die Anwendung kann beibehalten und täglich

wiederholt werden. Nach etwa 20maligem Erhitzen ist ein Auswechseln der Heublumen angezeigt.

Die unter feuchter Wärme austretenden arzneilichen Substanzen der Heublumen, ätherische Öle, wirken meistens wahre Wunder und sind jeder Wärmflasche vorzuziehen. Eine empfehlenswerte Maßnahme, die ohne großen Aufwand durchgeführt werden kann. Sie wurde bereits von Pfarrer Kneipp sehr geschätzt.

Bindegewebsmassage nach Dicke

Man kann Periodenschmerzen verhüten durch eine Rückenmassage der reflektorischen Zonen im Bindegewebe, kurz Bindegewebsmassage genannt, die nach Frau Dicke durchgeführt wird. Mit der Massage müßte 14 Tage vor der zu erwartenden Periode begonnen werden (etwa dreimal wöchentlich). Oftmals verläuft die nächste Periode danach bereits schmerzfrei.

Gleitende Saugmassage

Besonders bewährt hat sich auch die *gleitende Saugmassage* mit einer speziellen Schröpfglocke. Das Gewebe wird durch den Saugeffekt etwas angehoben und die gut haftende Glocke etwa 20 Minuten auf dem Rücken hin und her bewegt. Außerdem kann die Glocke gezielt für etwa 15 Minuten auf die schmerzende Stelle gesetzt werden.

Dazu wird das Gewebe an dem betreffenden Punkt kräftig mit der Glocke angesaugt (angehoben). Das Stehen der Saugglocke ruft einen deutlich sichtbaren Bluterguß hervor (ähnlich wie bei einem „Knutschfleck“), der in der Wirkung einer modifizierten Eigenblutbehandlung entspricht. Dabei treten an der betreffenden Stelle kleine Blutungen aus den Kapillaren auf.

Sauna, der gesunde Badespaß

Ein wunderbar entspannendes Gefäßtraining ist die wöchentliche *Sauna.* Dabei handelt es sich um eine Hitzeanwendung in extrem trockener Luft. Im Gegensatz zum Dampfbad wird Schweiß abgesondert, der durch die entstehende Verdunstungskälte längeren Aufenthalt ermöglicht, ohne den Kreislauf zu belasten. Man kann mit dieser Gesundheitsmaßnahme gar nicht früh genug beginnen. Ideal ist es, wenn bereits Kinder damit vertraut gemacht werden. In Finnland habe ich diese „Schwitzstuben" vor mehr als 50 Jahren kennengelernt und seither mit großem Erfolg Patienten mit den verschiedensten Beschwerden empfohlen.

Wer kann in die Saune gehen?

Jeder, der in die Sauna *gehen* kann.

Sie ist bestens geeignet, sogenannten Erkältungen vorzubeugen. Bei bereits bestehenden Infekten ist der Saunabesuch nicht sinnvoll. In der Prophylaxe, in der vorbeugenden Maßnahme liegt der heilende und bessernde Effekt. Saunabäder sind ganz allgemein zur Steigerung des Wohlbefindens angezeigt, bei sogenannten „Kreislaufbeschwerden", bei zu hohem oder zu niedrigem Blutdruck (selbstverständlich auch bei normalem), als Rehabilitationsmaßnahme nach einem Herzinfarkt, bei rheumatischen Erkrankungen, Gicht, Störungen des vegetativen Nervensystems – rundum, es gibt keine gesundheitliche Störung, die den Saunabesuch verbietet. Ausnahme ist der oben erwähnte Infekt und eine akute oder chronische schwere Krankheit, die es nicht ermöglicht, daß der Patient noch in die Sauna *gehen* kann. Dazu gehören zum Beispiel auch hochgradige Erschöpfungszustände.

Immer wieder wird angefragt, ob Menschen mit Krampfadern die Sauna besuchen dürfen. Selbstverständlich, da gerade hier ein intensives Gefäßtraining sinnvoll ist. Noch besser ist es natürlich, die Krampfadern mit 27%-iger Kochsalzlösung veröden zu lassen, um von diesem unschönen Übel für immer in wenigen Minuten befreit zu sein.

Da über den Saunabesuch die widersinnigsten Ratschläge in Umlauf gebracht werden, hier original finnische Tips:

Jeder regelt den Saunabesuch nach seinem persönlichen Empfinden und nicht nach vorgegebener Zeit und Verordnung.

Vorreinigen unter warmer Dusche ist selbstverständlich. Dann bleibt der Besucher so lange in der auf etwa 80 Grad angeheizten trockenen

Sauna, wie er es vertragen kann. Hat er bereits nach 3 Minuten das Empfinden, aufhören zu müssen, sollte er dies tun. Behagt es ihm auch nach 10 oder mehr Minuten noch, kann er bleiben. Ausschließlich das eigene Empfinden, die innere Uhr, regelt die Aufenthaltsdauer. Vor dem Hinausgehen setzt man sich am besten einige Minuten aufrecht. Nach dem Verlassen der Sauna folgt sofort der kalte Guß auf den noch warmen Körper. Der Schlauch von etwa 3 cm Durchmesser wird langsam vom rechten Fuß bis zum Oberschenkel geführt, so daß der handbreit übersprudelnde Wasserstrahl das Bein mantelförmig umschließt. Danach folgt der Guß von der rechten Hand ausgehend über den rechten Arm zur Schulter und – gegenseitig – vom linken Fuß über Oberschenkel, Bauch, Rücken, Hand und Arm zur linken Schulter.

Die Reihenfolge muß nicht genauso eingehalten werden, empfehlenswert ist es jedoch, mit dem (herzfernen) rechten Fuß zu beginnen.

Insgesamt sollte man nicht mehr als zwei Saunagänge durchführen. Bei mehreren Gängen werden die Anpassungsmöglichkeiten des Organismus überfordert.

Es ist auch nicht empfehlenswert, zwischen den Saunagängen Liegepausen einzuplanen, wie man es üblicherweise in den Saunen handhabt.

Dabei besteht die Gefahr anschließender „Erkältung“, da der Wärmeentzug beim Liegen wenig spürbar ist. Beide Saunagänge sind als eine einheitliche Maßnahme anzusehen, denn ist die Pause zu lang, fällt der neue Saunagang bereits in die beginnenden Körperreaktionen.

Die trockene Sauna entspricht der klassischen finnischen Methode. Zum Abschluß kann, wenn gewünscht, ein Aufguß vorgenommen werden.

Saunabesuche können auch im Sommer beibehalten werden. Derjenige, der dabei nicht schwitzt, sollte trotzdem regelmäßig saunieren.

Gönnen Sie sich diesen herrlichen Badespaß, der dazu noch sämtliche Stoffwechsel- und Kreislaufabläufe positiv aktiviert und entspannend bei Verkrampfungen und Periodenstörungen wirkt.

Homöopathie

Dabei geht es um eine Arzneibehandlung nach der Ähnlichkeitsregel. Das Wort homoion kommt aus dem Griechischen und heißt ähnlich. Das *Krankheitsbild* muß dem *Arzneibild* ähneln. Jeder Patient hat bestimmte Symptome, die man als *Krankheitsbild* bezeichnet; bei Periodenbeschwerden also beispielsweise ziehende Bauchschmerzen, Kreuzschmerzen, dumpfer Kopf, Übelkeit.

Unter *Arzneibild* versteht man die Krankheitserscheinungen, die auftreten, wenn ein *gesunder* Mensch eine Arznei einnimmt, wenn er eine sogenannte Arzneiprüfung macht. Diese Arzneiprüfungen sind eine der Grundlagen der Homöopathie. Der Begründer der Homöopathie, Samuel Hahnemann (1755–1843), entdeckte, daß das spezifische Mittel für den Kranken treffend ist, das beim Gesunden ähnliche Symptome hervorruft wie sie der Patient zeigt.

Die Homöopathie ist also eine Anwendung von Einzelarzneien nach der Ähnlichkeitsregel. Bei den heute propagierten und angewandten Mischungen homöopathischer Mittel, den sogenannten Komplexmitteln, handelt es sich nicht um eine homöopathische Behandlung, obwohl dies immer wieder behauptet wird. Voraussetzung wäre, daß diese Mischungen am Gesunden geprüft würden. Dies findet jedoch nicht statt.

Die Bestrebungen der sogenannten Gesundheitsreform lassen die klassischen Heilmethoden, zu denen an erster Stelle die Homöopathie zu rechnen ist, gänzlich außer acht. Alle „modernen“ Methoden sind auf symptomatische Linderungsbehandlung ausgerichtet, wie sie die pharmazeutische Industrie mit dem breiten Spektrum der Nebenwirkungen und Kontraindikationen produziert.

Die Spötter und Besserwisser sterben nicht aus. Sie verlangen Beweise im Labor. Der Mensch steht jedoch im Mittelpunkt der rechten ärztlichen Behandlung, dazu gehört das Erfassen seines ganzen Wesens, seiner Leib-Seele-Einheit. Und so muß auch der Arzt, der die „echte“ Homöopathie anwenden will, den Geist des entsprechenden Mittels erfassen.

Es müssen zwei Wege beschritten werden, die Arzneimittellehre nach Hahnemann zu studieren. Die langwierigste Arbeit ist das Einprägen und Auswendiglernen des Arzneibildes, das heißt der Symptome, die entstehen, wenn ein Gesunder eine Arznei einnimmt. Es ist ein mühsamer Weg, der langsam voranführt und manch willigen Schüler in seinem Eifer dämpft und zur üblichen Schulmedizin zurückkehren läßt.

Der andere Weg ist die Betrachtungsweise der Arznei als Ganzes. Jedes Mittel muß in seiner Gesamtheit für die Eigenart des Kranken passen. Die Leitsymptome sind bei der Wahl des Mittels ausschlaggebend, wobei die psychischen Symptome Vorrang haben. Dann folgen die organspezifischen Angriffspunkte, die sogenannten organotropen Mittel. So gibt es etwa Pflanzen, die eine spezifische Wirkung auf die Leber haben, zum Beispiel Chelidonium, das Schöllkraut, oder Cardius marianus, das Benediktenkraut.

Die Wahl des Arzneimittels berücksichtigt also die jeweilige Konstitution des Kranken, man nennt sie Konstitutionsmittel, und außerdem die Modalitäten. Darunter versteht man spezifische Besonderheiten und Reaktionen wie *Besserung durch Bewegung, Verschlimmerung durch Bewegung, schlimmer durch Kälte, besser durch Wärme usw.*

Das passende Konstitutionsmittel führt, in hohen Potenzen gegeben, meist einen raschen Umschwung im Allgemeinbefinden herbei.

Man kann also nicht – wie bei der üblichen

Medizin – Krankheitsbegriffe behandeln und sagen: bei Lungenentzündung oder Husten oder Schnupfen gibt es dieses oder jenes Mittel. Das wäre dasselbe Vorgehen wie bei der allopathischen Behandlung.

Bei der Homöopathie muß man fragen: Was für einen Menschen haben wir vor uns?

Zeigt er Krankheitssymptome, die dem Mittel Bryonia, Rhus toxicodendron, Silicea oder einem anderen entsprechen?

Der homöopathische Arzt weiß, daß als Heilmittel nur das homöopathische Medikament verabreicht werden kann, das der Eigenart des Patienten entspricht. Er behandelt also keine Krankheiten, keine Begriffe, sondern ganz individuell den kranken Menschen.

Es erscheint nun fast unmöglich, nach dem vorangegangenen Plädoyer für die Homöopathie und deren Besonderheiten Empfehlungen für einzelne Mittel auszusprechen.

An einigen Beispielen, die für Periodenstörungen gelten, soll deutlich werden, daß der erfahrene ärztliche Rat fast unumgänglich ist.

Aconit
D 6 – D 30

ist beispielsweise angezeigt bei Ausbleiben der Periode als Folge von Erkältung und Durchnässung; bei Angst und Unruhe.

Bryonia D 3 – D 6	Ausbleiben der Periode, dafür aber Nasenbluten.
Belladonna D 6 – D 30	Plötzliches Ausbleiben der Regel. Kopfkongestion.
Pulsatilla D 6 – D 30	Folge von Durchnässung der Füße, Dysmenorrhöe, milder, gelber Fluor, Durchfälle, Migräne. Kommt besonders bei Frauen mit schwacher Regel in Frage und bei Gemütsbewegungen wie himmelhochjauchzend zu Tode betrübt.
Colocynth D 4 – D 30	Nach Ärger. Heftige Koliken, schneidend in der Nabelgegend. Wärme und Zusammenkrümmen bessern.

Bei entsprechendem Symptomenkomplex kann jedes homöopathische Mittel bei Periodenstörungen in Frage kommen.

Auch für den Laien lohnt sich das Studium der Homöopathie.

Der Geist der Medizin ist leicht zu fassen!
Ihr durchstudiert die groß –
und kleine Welt,
um es am Ende gehn zu lassen,
wie's Gott gefällt.

Mephistopheles

Goethes Faust I

Gehen Sie nie zum Arzt, wenn Sie nicht krank sind!

Wir Ärzte werden an der Universität auch gegen Ende des modernen, fortschrittlichen 20. Jahrhunderts immer noch nicht ausreichend über Krankheitsursachen informiert. Wir lernen hervorragende diagnostische Möglichkeiten und symptomatische Behandlungsarten kennen, aber kaum ein Wort über krankmachende Ursachen.

Ärztliche Aufgabe ist es, den Menschen gesund zu erhalten oder ihm zur Erlangung seiner Gesundheit zu verhelfen, falls er schon krank sein sollte. Wie steht es damit in Wirklichkeit?

Die Schulmedizin bemüht sich nach Kräften, mit ihren üblichen labortechnisch fixierten Untersuchungsmethoden mehr Krankheiten zu diagnostizieren, als überhaupt vorhanden sind. Sie glauben es nicht? Hier ein Beispiel:

Während einer Schiffsreise (1992) erzählte uns eine ältere Teilnehmerin (übrigens eines von hunderten Gesprächen ähnlicher Art), sie sei zur Routineuntersuchung gegangen. Auf die Frage, ob Beschwerden bestanden hätten, sagte sie, ihr habe bis dahin nichts gefehlt. Ein Laborwert unbedeutender Art schien dem Arzt von der Norm etwas abzuweichen (was ist beim lebendigen Menschen Norm?). Er verordnete deshalb starke Geschütze. Warnung auf dem Beipackzettel: Kann Magenbluten hervorrufen.

Der Magen konnte offensichtlich lesen.

Er reagierte prompt.

Die krank gemachte Patientin fragte nun völlig ratlos und verunsichert: Soll ich die Tabletten noch weiternehmen?

Kein erfundenes Beispiel, sondern *ein* Fall von Millionen.

Im Laufe der letzten Jahrzehnte ist es der etablierten Medizin im Einklang mit der pharmazeutischen Industrie, Krankenkassen und Gesundheitsbehörden gelungen, fast allen Menschen mit Erfolg einzuhämmern, daß regelmäßige Ganzheitskontrollen durch den Arzt sinnvoll und nötig seien.

Gehen Sie nie zum Arzt, wenn Sie nicht wirklich krank sind! Lassen Sie niemals vorsorglich Laboruntersuchungen machen! Sie können sicher sein, daß etwas gefunden wird, denn was soll der Mediziner abrechnen, wenn Ihnen nichts fehlt?

Der wahre Arzt freut sich mit Ihnen über Ihre Gesundheit. Der Mediziner stellt nicht

Sie, sondern die Laborwerte, die Analytik, in den Vordergrund.

In dieses beschämende Kapitel gehört auch die Vorsorgeuntersuchung, die in Wirklichkeit keine vorsorgliche Untersuchung ist, sondern lediglich eine Früherfassung von Krankheiten darstellt (s. auch S. 115ff). Echte Vorsorge würde bedeuten, daß Ihnen vorsorglich gesagt wird, was Sie nach menschlichem Ermessen tun können und tun sollten, um keinen Krebs zu bekommen. Darüber erfahren Sie jedoch nichts. Lediglich der Befund wird Ihnen mitgeteilt, und dann leben Sie so (falsch) weiter wie vorher, denn wenn Ihnen gesagt wird, daß kein Krebs vorliegt, ziehen Sie daraus den falschen Schluß, daß Ihre bisherige Lebensweise richtig war.

Während die amerikanische Ärztevereinigung schon vor Jahren von der Befürwortung der jährlichen Vorsorgeuntersuchungen abgerückt ist, wird hier in unserem Land von seiten der Medizin immer noch kräftig dafür geworben.

Während man jenseits des großen Teichs bereits lange erkannt hat, daß die routinemäßige Anwendung von Röntgenuntersuchungen (Knochendichtemessung, Mammographie gehören ebenfalls dazu) eher Krebs erzeugen als aufdecken kann, sprechen unsere Mediziner von unverantwortlichen Versäumnissen, wenn Frauen instinktiv dieser Untersuchungsaufforderung nicht Folge leisten.

Frauen gehen nachweislich häufiger zum Arzt als Männer.

Die meisten Ärzte sind Männer.

Kenner der Medizingeschichte behaupten, daß die Spezialisierung der Frauenärzte gezielt als patriarchalisches Modell entwickelt wurde, als Racheakt an der Frau, die in ihrer nicht aufzuhaltenden Frauenrechtsbewegung des letzten Jahrhunderts die Männermacht nicht gefährden sollte.

Konstruierte Ideen? Möglich.

Wenn man jedoch die aggressiven, teilweise verstümmelnden Behandlungsmethoden (Gebärmutter weg, Brust ab, Eierstöcke raus, verantwortungsloser Umgang mit Hormonen) betrachtet, kann man diesem Ursprungsgedanken nur zustimmen.

Gibt es Männerärzte? Bislang nicht.

Die immer häufiger auftretenden Frauenkrankheiten haben Ursachen. Sie können nicht mit Schwangerschaft und Geburt zu tun haben, denn es werden – im Gegensatz zu früher – weniger Kinder geboren. Früher müßten Unterleibserkrankungen demnach bei Frauen häufiger gewesen und jetzt bei der ständig abnehmenden

Zahl der Geburten immer seltener geworden, ja eigentlich ganz verschwunden sein.

Das Gegenteil ist jedoch richtig. Es besteht ein eindeutiger Zusammenhang zwischen Geburtenrückgang, Verhütungsmöglichkeiten und zunehmenden Frauenkrankheiten.

Die Frau weltweit als Versuchskaninchen

Hormonbehandlungen gibt es bereits seit den 20er Jahren. Als Nebeneffekt ergab sich dabei die Möglichkeit der Schwangerschaftsverhütung. Die erste Pille wurde von der Firma Schering in Deutschland 1961 serviert. Sie hieß *Anovlar.* Wenn überhaupt, wurde sie damals von den Ärzten nur verheirateten Frauen verschrieben und diskret verpackt über den Apothekertresen geschoben.

Mit der zunehmenden freizügigen Sexualaufklärung, dem Hilferuf „make love, not war", begann der Siegeszug der Pille. Wer sie nicht nahm, galt fast als rückständig. Das Blatt hatte sich gewendet.

Seit mehr als 30 Jahren schlucken Frauen klaglos die Pille und unterziehen sich damit nebenher einem Massenversuch, die Überbevölkerung (weltweit) einzudämmen, ohne ausreichend über die Folgeschäden aufgeklärt zu werden.

Die der Frau damit zugewiesene Rolle, sich um die Verhütung selbst zu kümmern, hat sie sang- und klanglos ohne großen Protest auf sich genommen, ohne sich im klaren zu sein, daß sie sich zum Opfer eines politischen Pilotprojekts machen ließ, das gar nicht ausreichend auf nachteilige Wirkungen geprüft war. Nein, sie selbst sollte ja nun prüfen (geprüft werden)!

Manchen Frauen spukt dabei sogar der Begriff „Freiheit" im Kopf herum, der die Bezeichnung Abhängigkeit und Versuchskaninchen verdiente. Freiheit wovon?

Welchen Sinn macht denn eine Partnerschaft, besser gesagt: Beziehung, wenn nicht verantwortungsbewußt und zum Wohle des anderen gehandelt wird?

Obwohl in den letzten Jahren mehrfach gefährliche Nebenwirkungen der Pille nachgewiesen wurden, wird sie weiterhin verordnet und wie ein harmloses Lutschbonbon konsumiert.

Die durch die Pille zugeführten künstlichen Hormone (Östrogene) verhindern den Eisprung und führen zu einer Entzugsblutung – also keiner Periode. Die Tätigkeit des Eierstocks wird einfach unterbunden, die Eireifung im Eierstock unterdrückt. Die sogenannte Abbruchblutung nach Absetzen der Pille ist keine echte Periode, also kein Zeichen dafür, daß ein Ei zwar gereift ist, aber nicht befruchtet wurde. Durch die künstlich zugeführten Hormone täuscht man eine normale Periode nur vor.

Die Tatsache, daß die meisten Hormone

heute künstlich hergestellt werden können, eröffnet die Möglichkeit, sie als Ersatz für mangelhafte eigene Erzeugung der gestörten inneren Drüsen zu nutzen. Daß ihre Benützung allerdings meist mehr Nachteile als Vorteile bringt, soll am Beispiel der ausbleibenden Periode gezeigt werden. Es ist dann sehr einfach – den Fall einer Schwangerschaft natürlich ausgeschlossen –, eine künstliche Blutung zu erzeugen. Dies ist aber ein frommer Selbstbetrug.

Diese häufig geübte Behandlung wird damit begründet, daß man mit den künstlich zugeführten Hormonen den Eierstock zu eigener Tätigkeit anregen möchte. In Wirklichkeit tritt aber das Gegenteil ein: Nicht im Körper selbst erzeugte, sondern von außen zugeführte Hormone bremsen die Tätigkeit des Eierstocks und regen ihn nicht etwa an, wie man es gerne haben möchte.

Die Tätigkeit des Eierstocks wird durch die gonadotropen Hormone der Hypophyse (Hirnanhangsdrüse) gesteuert. Die Hypophyse kann aber nicht unterscheiden, ob die im Blut vorhandenen Hormone des Eierstocks von ihm selbst stammen oder von außen zugeführt wurden. Sind sie vorhanden, wird die Absonderung des Hypophysenhormons, das den Eierstock anregt, gedrosselt. Dies bedeutet, daß das künstlich zugeführte Hormon genau das Gegenteil des eigentlich gewünschten Effekts erzeugt.

Ein weiterer Nachteil dieser Hormonbehandlung liegt darin, daß die Frau, die von diesen Vorgängen nichts weiß, irrtümlich annimmt, die Blutung sei nun eine echte Periode. Sie hält ihre Störung für beseitigt und unternimmt daher nichts zur Behandlung der Grundstörung, die sich im Ausbleiben der Periode äußert. Erst wenn das Hormonpräparat ausgesetzt wird, merkt sie, daß die Störung gar nicht beseitigt ist.

Grundsätzlich liegen bei den meisten Behandlungen mit Hormonen ähnliche Verhältnisse vor. Sie stellen eine Ersatz-, aber keine Heilbehandlung dar (eine sogenannte Substitutionstherapie) und machen die Drüsen faul, anstatt sie zu vermehrter Tätigkeit anzuregen. Bei der Einnahme von Hormonen über lange Zeiträume können dadurch nicht wiedergutzumachende Schäden hervorgerufen werden.

Pillen-Krankheiten ohne Ende

Frauen, die die Pille regelmäßig über längere Zeit genommen haben, sind anfälliger für Depressionen, Embolien, Thrombosen, Krebs. Zahlreiche Frauen können nach jahrelanger Pilleneinnahme nicht mehr schwanger werden.

Hier ein Brief, herausgesucht aus einer großen Anzahl ähnlicher Anfragen:

2. 8. 1991

Sehr geehrter Herr Dr. Bruker,
... zur Zeit lese ich Bücher von Ihnen. Da ich eben bei dem Thema „Frauenkrankheiten" angelangt bin, möchte ich auch mein Problem loswerden.
Mit 16 Jahren begann ich, die Pille ‚Neorlest' einzunehmen bis zu meinem 19. Lebensjahr. Ohne irgendwelche Komplikationen hatte ich die Pille gut vertragen.
Danach verordnete mir mein früherer Frauenarzt ein neus Präparat ‚Cillest'. Nach einem viertel Jahr hatte ich 5 kg an Gewicht zugenommen. Meine Beine und Brüste schmerzten und ich fühlte mich miserabel.
Da ich fast nichts mehr aß und kein Gramm

abnahm, bekam ich Depressionen. Ich ging wieder zum Frauenarzt. Er untersuchte mich und kam zu dem Entschluß, daß die Pille zu viele Gelbkörperhormone besaß.
Danach nahm ich die neu entwickelte ‚Femovan' bis zu meinem 23. Lebensjahr.
1988 heiratete ich. Ein Jahr später setzte ich die Pille ab, jedoch nicht mit dem Gedanken, schwanger zu werden. Ich wollte die Pille ganz einfach nicht mehr einnehmen. Wenn ich schwanger geworden wäre, hätte es uns auch nichts ausgemacht.
Meine Periode kam jedoch nicht regelmäßig, erst durch ein bestimmtes Präparat ‚Östro-Primolut' zweimal. Dann drei Monate Einnahme ohne Erfolg, jedoch mit Verstopfung.
Ab Dezember 1989 nahm ich keine Medikamente mehr ein, bis im Februar 1990 eine Blutung einsetzte. Es war aber keine Regelblutung, sondern eine Fehlgeburt im 2. Monat. Am selben Abend setzte mein Frauenarzt einen Termin fest für eine Vaginal-Ultraschalluntersuchung. Es waren keine Rückstände mehr zu erkennen. Medikamente nahm ich keine mehr ein. Die Regel kam dann noch zwei- bis dreimal ohne Medikamente. Dann blieb die Regel aus. Mein Frauenarzt war der Meinung (1991), über solch einen

großen Zeitraum sei das Ausbleiben der Regel unnormal. Also nahm er nochmal eine Vaginal-Ultraschalluntersuchung vor und eine Hormonuntersuchung. Der Hormonbefund war normal, wobei die Ultraschalluntersuchung nicht so gut ausfiel.
Ich habe an den Eileitern rechts und links viele kleine Zysten. Die Nebennierenrinde, meinte er, habe eine Überfunktion. Entscheiden müßte ich mich für die Pille ‚Diane 35' oder ein sehr niedrig dosiertes Cortison-Präparat, damit die Blutungen somit wieder regelmäßig kommen und die Zysten eventuell abgestoßen werden.
Ich habe mich für die Pille entschieden und zuvor Östro-Primulut. Nach 12 Tagen Östro-Primulut setzte eine künstliche Blutung ein.
Am Samstag, den 27. 7. 91, begann ich mit der Pille. Heute, am 2. 8. 91, klage ich schon über Übelkeit und Depressionen.
Was Sie vielleicht noch wissen sollten: Ich betreibe seit meinem 2. Lebensjahr Sport (Turnen).
Seit 4–5 Jahren ist die Lust auf Sex stark zurückgegangen. Nach Absetzen der Pille bekam ich im Gesicht Juckreiz und Pickel am Mund und an den Wangen. Die Gänge zu den Hautärzten waren erfolglos. Zum Teil ernähre ich mich vollwertig …

Dieses Schreiben zeigt deutlich, daß bei Langzeiteinnahme der Pille irreparable Schäden auftreten können. Die Liste der Störungen ist beliebig verlängerbar. Jeder Arzt weiß darüber Bescheid und handelt unverantwortlich und gewissenlos, wenn er eine Langzeitbehandlung mit diesen Hormonen vornimmt.

Bereits Anfang der 70er Jahre, also zehn Jahre nach Freigabe der ersten Pille, belegten großangelegte Studien, daß Raucherinnen bei regelmäßiger Pilleneinnahme ein erhöhtes Herz-Kreislauf-Risiko aufwiesen sowie häufiger Thrombosen.

Jeder Beipackzettel klärt Frauen über die nachteiligen Wirkungen von Kontrazeptiva auf, wenn sie nur hellhörig und bereit wären, Informationen nicht nur aus zweiter Hand (des Arztes) entgegenzunehmen, sondern selbst mitzudenken.

Bei jeder Antibabypille wird das *Thromboserisiko* deutlich betont, ferner *bösartige Erkrankungen*
der Brust und der Geschlechtsorgane, also Krebs!
Die Möglichkeit von *Lebertumoren* wird genannt,
erhöhter Blutdruck,
Blutungen,
Amenorrhö (keine Periode vorhanden),
Nervosität,

Depressionen,
Akne,
Hautausschlag,
starke Gewichtszunahme,
Verzögerung der regelmäßigen Ovulation nach Absetzen des Präparates,
Kopfschmerzen,
Migräne,
Schwindelgefühl,
Übelkeit,
Erbrechen,
epileptische Anfälle,
pathologische Veränderungen der Hormonspiegel,
Sichelzellanämie,
das Stillen ist bei Neugeborenengelbsucht zu unterlassen,
Transaminasenanstieg,
Hirsutismus (Bartwuchs),
Pankreatitis,
Schilddrüsenstörungen,
Nierendysfunktion,
Brustsekretion,
Endometriose (Schleimhautansiedlung außerhalb der Gebärmutter),
allgemeines Unwohlsein u. a. m.

Selbst bei den neuesten Mikropillen (Femovan in der BRD, Gynera in der Schweiz), die als Pillen mit dem geringsten Risiko angesehen werden, traten Thrombo-Embolien auf – auch mit tödlichem Ausgang! Verdächtigt wurde das neue Gestagen Gestoden. Das BGA (Bundesgesundheitsamt) sah sich veranlaßt, auf das Risiko von Venenthrombosen unter der Mikropille hinzuweisen. Würde ein Mann all diese Risiken freiwillig auf sich nehmen?

Bei einigen Präparaten werden regelmäßige ärztliche Kontrollen, manchmal sogar 14-tägig, als erforderlich angesehen. Nachteilige Veränderungen an den inneren Organen, die tödlich ausgehen können, wird man allerdings auch bei noch so sorgfältiger Kontrolle nicht aufdecken. Da hilft nur Verhütung im doppelten Wortsinn: die Pille gar nicht erst einnehmen, denn eine Schwangerschaft ist, gemessen am Pillenübel, das gesundheitlich kleinste „Risiko“.

Die meisten Frauen nehmen die Pille, weil sie von der Gefährlichkeit dieser Zeitbombe keine Ahnung haben. Wenn es um Profit geht, wird auf Gesundheit, Ethik und Moral gepfiffen. Der Pharmakonzern Schering erzielte 1986 bei Verhütungsmitteln eine Umsatzsteigerung von 4,78 auf 5,095 Milliarden Mark. Bei hormonellen Verhütungsmitteln stieg der Umsatz um 11%

auf 2,218 Milliarden Mark. Am 9. 8. 1990 umwirbt Schering in der Deutschen Apothekerzeitung ungeniert die Teenager im Lande mit den Sätzen: „**Alle Mädchen lieben.** Starter-Sets zur Kontrazeptiva-Erstverordnung."

So wie die meisten Menschen wahllos in sich hineinessen, was der Handel anbietet, ohne über die Wirkung der krankmachenden Fabriknahrungsmittel unterrichtet zu sein (die „Regierung" läßt doch wohl nicht zu, daß etwas Krankmachendes in Umlauf kommt), steht die naive Gläubigkeit an die Medizin, an den Arzt im weißen Kittel, über allem.

Der moderne Mediziner (alte Ärzte sterben allmählich aus) verfügt über das ganze Arsenal einer technisch perfekten Praxis: EKG; EEG, Röntgengeräte, eigenes Labor sind eine nicht wegzudenkende Selbstverständlichkeit. Jeder kaufmännisch orientierte Mensch weiß, daß Anschaffungen „bewegt" werden müssen, wenn sie sich amortisieren sollen. So auch die Geräte in „modernen" Arztpraxen.

Ohne gründliches Gespräch und Beachtung der Krankengeschichte ist eine exakte Diagnose und erfolgreiche ursächliche Heilbehandlung bei den meisten Krankheiten jedoch kaum möglich (die Notfallmedizin ist ausdrücklich ausgenommen).

Gerade im Gespräch, im sorgfältigen Abhorchen, Hineinhorchen, gründlichen Untersuchen und Erspüren der Besonderheiten, in der intensiven Beschäftigung mit den Krankheitsursachen, im Erfassen des ganzen Menschen, liegt die ärztliche Kunst. Die perfekte schnelle Pillenpraxis wird diesen Ansprüchen nicht gerecht. Sie bringt jedoch das „echte Geld“, den „Profit“ und mitverursacht die Kostenlawine in unserem kranken Gesundheitswesen.

Die Irrtümer des Arztes
sind mit Erde zugedeckt.

POLNISCHES SPRICHWORT

Die Pille taugt nichts
Was nun?

Was ist nun dem Mädchen / der Frau zu raten, die eine intime Beziehung wünscht, aber noch nicht schwanger werden möchte? Das einzig hundertprozentige Verhütungsmittel ist die Vermeidung des Geschlechtsverkehrs. Auch wenn diese Bemerkung humorvoll gemeint ist, steckt doch ein Körnchen Wahrheit darin. Bis heute gibt es tatsächlich keine Verhütungsmethode, die ideal ist und keine Nachteile mit sich bringt.

Ein ausführliches Gespräch mit dem Arzt ist in jedem Fall angezeigt. Besonders junge Mädchen meinen oft, frühzeitig mit der Einnahme der Pille beginnen zu müssen, um nicht ungewünscht schwanger zu werden. Überraschend viele Mütter gehen mit ihren Töchtern (oftmals noch Kindern) zum Frauenarzt, um vorbeugend die Pille verschreiben zu lassen. Eine armselige Lösung.

Auf die Gefahr, als altmodisch zu gelten, sei die Frage erlaubt, warum eine 12-, 13-, 14-, 15jährige die Nestwärme verfrüht bei einem Partner sucht.

Hat sie zu Hause nicht erfahren, was Geborgenheit bedeutet?

Haben die Eltern selbst ein gespaltenes Verhältnis zur Sexualität?

War die Aufklärung zu offen, eventuell brutal, so daß der Eindruck entstand, Sexualität sei Konsum?

Hat das Mädchen so wenig Selbstwertgefühl, daß es meint, sich durch Freigiebigkeit dem jungen Mann gegenüber aufwerten zu müssen?

Übersieht es das ganze Dilemma einer zu frühen sexuellen Beziehung überhaupt?

Ist ihr klar, daß Sexualität ohne wirkliche Zuneigung und Liebe ein schales Gefühl und großen Frust hinterlassen kann?

Weiß sie, daß durch häufigen Partnerwechsel seelischer Leerlauf eintreten kann (wird)?

So wie man in der etablierten Medizin zur Vorbeugung gegen Zahnkaries Fluoridtabletten bereits ab dem Säuglingsalter vorsieht, nicht über die eigentlichen Ursachen spricht, aber Folgeschäden riskiert, so wird die Pille vielfach im frühesten Alter vorbeugend gegen eine unerwünschte zu frühe Schwangerschaft mit eingeplant.

Die meisten Eltern wissen über die Empfindungen ihres eigenen Kindes kaum Bescheid, haben seine echten Gefühle nie gefördert und zugelassen. Sie wollen als fortschrittlich gelten und lassen ihr Denken von der Angst vor einem unehelichen Kind besetzen.

Wer nicht zärtlich ist und nicht an seine Partnerin denkt, wenn er mit ihr schläft (oder schlafen will), ist ein Egoist. Diesen Satz sollte sich jedes Mädchen merken.

Überhaupt sollten Mädchen und Frauen endlich wieder den Mut haben und auch mal NEIN sagen. Weniger wäre oft mehr.

Frauen sollten anspruchsvoller werden in der Wahl ihrer Partner, Lebens- und Bettgefährten. Dazu gehören natürlich Gespräche, Fragen, Antworten und miteinander reden.

Zugegeben, dies ist der unbequemere Weg. Wer es darauf anlegt, nur mal eben eine flüchtige Bekanntschaft mit allem Drum und Dran zu erleben, sollte sich daher fragen, was ihn so rast- und ruhelos macht, was nicht stimmt in seinem Leben, warum er nicht ankommt, warum er sich nicht einlassen will auf den/die anderen und letztendlich auf sich selbst.

Die Pille ist also langfristig (und als Freifahrtschein für sexuelle Großzügigkeit) keine gute Lösung.

Selbst wenn die Pille keine gesundheitlichen Nachteile hervorriefe, stellt sie einen Eingriff in die natürlichen Abläufe des Eierstocks dar, der für die Frau als geistig-seelisch-leibliches Wesen nicht bedeutungslos sein kann. Inwieweit diese Bedenken durch die Vorteile aufgehoben werden, daß die ständige Angst vor einer Schwangerschaft wegfällt, ist schwer zu beurteilen. Wenn wir dazu berücksichtigen müssen, daß durch die Pilleneinnahme Angst, Nervosität und Depressionen auftreten können, vermag man kaum noch zu differenzieren, welche Symptome verdrängt und welche neu heraufbeschworen werden.

Am Beispiel der Antibabypille sehen wir überdeutlich, daß diese Art der Geburtenverhütung erheblich zur Entstehung von Frauenkrankheiten beiträgt. Es schlägt jedoch niemand Alarm. Die Pharmaindustrie beschwichtigt, weil es um ihr Geschäft geht. Die Gesundheitsbehörden, die ja vom Steuerzahler (unter anderem Pharmakonzernen) finanziert werden, schweigen tot.

Es gibt keine ideale Methode der Geburtenverhütung, die frei von Nachteilen ist. In jedem Fall treffen die Nachteile (bisher) allein die Frau. Ob örtliche oder chemische oder mechanische Manipulationen vorgenommen werden, immer besteht die Möglichkeit, daß dadurch Krankheiten entstehen. Aus diesem Grunde sind zum Beispiel alle mechanischen Einlagen in die Gebärmutter abzulehnen, da sie unweigerlich schwere chronische Organerkrankungen hervorrufen können. Diese örtlichen Manipulationen können auch auf dem Reflexwege krankhafte Reaktionen im Gesamtorganismus hervorrufen. Man hat diese Vorgänge früher als Hysterie (Gebärmutterei) bezeichnet. Heute hat allerdings ein Begriffswandel stattgefunden, so daß unter Hysterie nicht mehr von der Gebärmutter ausgehende reflektorische Reaktionen verstanden werden, sondern zahlreiche psychische Fehlreaktionen.

Der Begriff hat sich insofern weiter gewandelt, als heute Hysterie als moralisch abwertendes Schimpfwort benutzt wird.

Die Spirale, ein Fremdkörper aus Metall oder Kunststoff, wird vom Arzt in die Gebärmutter eingeführt und verhütet dort, daß sich das Ei einnistet.

Früher wurde in Ärztekreisen noch offiziell davor gewarnt.

Zu den Nebenwirkungen gehören Gebärmutterreizungen, ausgedehnte Unterleibsentzündungen, Vernarbungen, Sterilität, die Möglichkeit der Perforation durch die Gebärmutterwand in die Bauchhöhle. Der Sitz ist ständig ärztlich zu kontrollieren.

In den USA wurden von 1971–1974

2,5 Millionen Spiralen der Marke Dalkon-Schild verkauft, bevor die Herstellerfirma A. H. Robins Co. sie aus dem Handel nahm.

Siebzehn Todesfälle wurden direkt mit dem Gebrauch dieser Spirale in Verbindung gebracht. Das Bändchen der Spirale, das aus dem Muttermund herausragt, war aus einem Material gemacht, das eine regelrechte Bakterienschleuse darstellte. Bis 1979 mußte die Firmenversicherung etwa 2400 Schadenersatzansprüche abgelten. Einer Frau wurden 6,8 Millionen Dollar zugesprochen. Sie war trotz Spirale schwanger geworden; daraufhin erlitt sie eine Fehlgeburt, die Gebärmutter mußte entfernt werden. Bleibende Folgen: Kinderlosigkeit, Migräne, schwerste Depressionen (Quelle: How doctors manipulate women, Robert Mendelsohn).

Die Anwendung des **Kondoms** durch den Mann bringt zwar „organisch“ für die Frau keine Nachteile, schafft aber – langfristig angewendet – psychologische Probleme. Diese können stärker, als viele Männer es ahnen, die zwischenmenschliche Beziehung belasten.

Es gibt auch keine verläßliche Methode vor, während oder nach dem Verkehr (Spülen, Salben oder sonstiges), der die sensible Frau aus urinnerstem Empfinden nicht ablehnend gegenüberstünde und die nicht irgendwie als entwürdigend empfunden würde. All diese letztlich unnatürlichen Methoden müssen zwangsläufig tiefere Rückwirkungen auf das Zusammenleben der Partner haben, als man sich klarmacht. Betroffen ist jedoch stets die Frau. Dies gilt besonders bei der am häufigsten geübten Verhütungsmethode, dem **Coitus interruptus,** dem vorzeitig unterbrochenen Geschlechtsakt. Daß die gesundheitsschädlichen Folgen dieser Schwangerschaftsverhütung wenig bekannt sind, zeigt sich an der Einstellung vieler Frauen dazu.

Man kann den Sexualverkehr mit den Vorgängen bei einem Gewitter vergleichen, bei dem die elektrische Aufladung zur Entladung drängt. Nach der Entladung ist die Atmosphäre spannungsfrei. Unterbleibt aber die elektrische Entladung ständig, bleiben auch die Spannungen zurück. Kommt es also bei der Frau nicht zum Orgasmus, so entladen sich die zurückbleibenden Spannungen anschließend gewissermaßen in Form einer krankhaften Störung. Da das vegetative Nervensystem mit jedem Körperteil in Verbindung steht, kann sich dieser unnatürliche Ablauf als funktionelle Störung an jedem Organ auswirken.

Ist die Frau durch diese Behinderung natürlicher Abläufe krank geworden, so wird häufig die Krankheit zum Grund weiterer Schwangerschaftsverhütung. Da die Zusammenhänge selten erkannt werden, wird diese Verhütungsmethode fortgesetzt, bleibt die Frau krank und so fort. Es ist auch für den Arzt schwierig, diese Kette durch gut gemeinte Ratschläge zu unterbrechen; denn die Frau fordert zuerst ihre völlige Gesundung, ehe sie das „Wagnis" einer Schwangerschaft auf sich nehmen will. Auch der Partner ist meist dieser Ansicht.

Die Zahl der Ehen und Partnerschaften, in denen vor Erfindung der chemischen Verhütungsmittel nur diese Form der Verhütung praktiziert wurde, lag bei etwa 80 Prozent. Entsprechend hoch war auch die Zahl der frigiden Frauen. Es braucht sicher nicht viel psychologische Spezialkenntnisse, um zu begreifen, daß die Natur auch gegen diese unnatürliche Verhaltensweise einen Ausweg weiß: Sie läßt das natürliche Geschlechtsempfinden der Frau erlöschen. Es entsteht die sexuelle Unerregbarkeit, als Gefühlskälte oder Frigidität bezeichnet. Da dieser Zustand nicht ausreicht, um den Verkehr mit dem Partner zu verhindern, entsteht an Stelle sexueller Gleichgültigkeit häufig eine Abneigung, ja Abscheu und Ekel gegen das Beisammensein. Erst diese folgerichtige Abwehrmaßnahme schützt die Frau vor einem Verkehr, der ihr doch nicht das bringt, was von Natur aus vorgesehen ist. Die Natur garantiert den Fortbestand der Art, indem sie die sexuelle Lust mit eingeplant hat. Daß der Mensch nicht bereit ist, auch die Folgen, also eine Schwangerschaft, in Kauf zu nehmen, hat der Schöpfer wohl nicht geahnt. Jede Überlistung der Natur in diesem ernsten Punkt, scheint sie irgendwann und irgendwie krumm zu nehmen. Fast immer zahlt die Frau die Zeche.

Das Wissen um diese Zusammenhänge läßt nun die Antibabypille vom psychologischen Standpunkt zunächst in günstigstem Licht erscheinen, denn alle oben genannten Nachteile für die Frau fallen bei ihrer Benützung weg. Dafür bestehen die anderen Bedenken und gesundheitlichen Risiken, wie wir sie ausführlich dargestellt haben.

Es kann nicht bestritten werden, daß die Möglichkeit der Schwangerschaftsverhütung durch die Pille auch die Möglichkeit moralischer Verwahrlosung mit sich bringt, die ganz in den Rahmen der sowieso schon bestehenden Tendenz paßt, um den Preis des technischen Fortschritts ethische Gesichtspunkte hinten anzustellen. Sie ermöglicht den Sexualverkehr im frühesten Alter, ohne die Basis – die tiefe Liebe zu einem Partner – einzubeziehen.

Das Diaphragma, eine Gummikappe, kann

sich jede Frau vor dem Verkehr selbst einsetzen, wenn es durch Arzt/Ärztin einmal gut angepaßt wurde. Da das Sperma bis zu mehreren Tagen lebensfähig ist, sollte vor und nach der Herausnahme eine Scheidenspülung erfolgen. Durch nicht korrekten Sitz kann es zu einer Schwangerschaft kommen.

Aus all diesen Hinweisen darf selbstverständlich nicht der Schluß gezogen werden, daß die Lösung des Problems in der Propagierung einer unbeschränkten Kinderzahl läge. Daß dieser Weg nicht gangbar ist, liegt auf der Hand. Es ist auch zu akzeptieren, daß Partner aus den verschiedensten Gründen bewußt auf Kinder verzichten. Dies bedarf gar keiner Diskussion.

Kritiker möchten mir, M. O. Bruker, jedoch gern unterstellen, ich sähe die Frau als Gebärmaschine. Wer mich und meine Arbeiten kennt, weiß, wie absurd und lächerlich derartige groteske Gedankengänge sind. Es ist jedoch nicht zu bestreiten, daß die Frau Trägerin der Fortpflanzung ist und damit – biologisch gesehen – bedeutungsvollere und wichtigere Aufgaben als der Mann zu erfüllen hat. Die Frau reagiert auf schädliche Einflüsse, die ihre Gesundheit und damit auch die der kommenden Generationen bedrohen, besonders empfindlich. Die Warnsignale auftretender Krankheitserscheinungen setzen sie eher in die Lage, sich vor Gefahren zu schützen, als dies der Mann tun kann.

Es ist daher eine Lösung zu suchen, die für die Frau die geringste Gesundheitsgefährdung auf seelischem, geistigem und körperlichem Gebiet darstellt. **Die Gefahren aller Verhütungsmittel und Verhütungsmethoden liegen in ihrer regelmäßigen Anwendung über lange Zeit. Die Nachteile werden um so geringer, je mehr damit abgewechselt wird.** Bei kurzfristiger Anwendung verschiedener Methoden, die auch zwischendurch den Raum für natürlichen Vollzug lassen, engt sich die Möglichkeit einer Gesundheitsschädigung immer mehr ein.

Da die Frau nur an wenigen Tagen schwanger werden kann, dies ist sicher erwiesen, sollte die Zeit der *unfruchtbaren Tage* als sinnvolle Schwangerschaftsverhütung in die Überlegungen einbezogen werden. Dazu ist allerdings die tägliche und regelmäßige Messung und Aufzeichnung der Körpertemperatur über lange Zeit notwendig.

Nebenbei entdeckt man dann, daß es – außer dem Miteinanderschlafen – auch noch andere Ausdrucksformen echter Zuneigung und Liebe gibt.

Die Bücher von Ingrid Trobisch „Mit Freuden Frau sein“ (Herder Verlag) und „Natürliche Geburtenregelung“ von Dr. med. Josef Rötzer (Brockhaus Verlag) sowie „kosmobiologische Geburtenkontrolle“ (Windpferd-Verlag) sind allen an diesen Fragen Interessierten zu empfehlen.

* * *

Nachdem die Pille über Jahrzehnte von Pharmaindustrie, Medizinern und Medien ausreichend gelobt wurde, erschienen nun endlich (1993) nachstehende Warnungen vom Bundesgesundheitsamt. Man sollte meinen, daß diese Warnungen mit derselben Aufmerksamkeit verbreitet würden wie vorher die Empfehlungen. Wir haben bisher keine entsprechenden Reaktionen in den Medien bemerkt.

> Der bisher bereits in der Packungsbeilage und Fachinformation von hormonellen Antikonzeptiva enthaltene Warnhinweis für Raucherinnen wird verstärkt durch den Hinweis, daß eine sorgfältige Ermittlung aller möglichen Risikofaktoren der Entscheidung über die Anwendung der „Pille“ voranzugehen hat.

Ebenfalls ergänzt werden die Texte der Gebrauchs- und Fachinformation im Bereich der Nebenwirkungen zur Möglichkeit der Brustkrebsentstehung bei Einnahme hormoneller Verhütungsmittel.

Nach dem gegenwärtigen Kenntnisstand über die Wirkung von Hormonen kann festgehalten werden, daß diese einen Einfluß auf das Brustdrüsengewebe haben. Die mit der Einnahme der „Pille“ verbundene Änderung des Hormonhaushaltes der Frau kann ein Milieu entstehen lassen, welches die Empfindlichkeit des Brustdrüsengewebes gegenüber anderen die Krebsentstehung begünstigenden Faktoren erhöht. Ergebnisse von Studien lassen die Möglichkeit eines solchen Zusammenhangs erkennen. Dabei deuten diese Ergebnisse darauf hin, daß das Auftreten von Brustkrebs bei Frauen bis zum mittleren Alter häufiger mit lang dauernder und bereits frühzeitig begonnener Einnahme hormoneller Kontrazeptiva zur Empfängnisverhütung verbunden ist, auch wenn dies nur einer unter verschiedenen Risikofaktoren zu sein scheint.

Zu den mit der Einnahme der „Pille" verbundenen Risiken gehört die erhöhte Gefahr des Auftretens venöser und arterieller thromboembolischer Krankheiten, wie z.B. venöse Thrombosen, Lungenembolien, Schlaganfall und Herzinfarkt. Dieses Risiko kann durch bestimmte Faktoren begünstigt werden. Dazu zählen erhebliches Übergewicht und Rauchen sowie beispielsweise Vorerkrankungen der Frau mit Störungen der Blutgerinnung, Fettstoffwechselstörungen, ferner Erkrankungen wie Thrombosen, Krampfadern und Bluthochdruck.

Bei der Schwere des bekannten Risikos bei der Anwendung hormoneller Antikonzeptiva (Anti-Babypille, die Red.) hält es das BGA für erforderlich, diese ergänzenden Informationen

- dem Arzt in Ausführlichkeit offenzulegen und
- über die Packungsbeilage der Patientin nahezubringen.

Komplizierte Geburten – ein Warnsignal

Schwangerschaft und Geburtenverlauf sind ein Gradmesser für die vorangegangene richtige oder falsche Lebensführung (auch schon der Vorfahren!). Dazu sei ein Vergleich mit den natürlichen Vorgängen im Tierreich erlaubt. Bei allen im Freien lebenden Tieren bedeutet die Fortpflanzung keine Gefährdung des Einzelindividuums, daher ist auch der normale Verlauf der Geburt absolut garantiert. Erst bei den domestizierten Tieren stellt die Geburt eine Bedrohung für das Tier dar. Sie kann unter Umständen nur mit fremder Hilfe durch den Menschen gefahrlos für Mutter und Junges ablaufen. Ohne Hilfe des Menschen wären diese Tiere vom Aussterben bedroht. Diese Behinderung der Fortpflanzung ist der sicherste Ausgleichsmechanismus der Natur.

Legten wir diese biologischen Maßstäbe auch an den Menschen an, fiele das Urteil bestürzend aus. So überrascht es nicht, daß die meisten Frauen, die sich auch während der Schwangerschaft den üblichen zivilisatorischen Einflüssen, besonders der Ernährung, unterwerfen, keine komplikationslose Geburt mehr erleben.

Albert von Haller zeigt in seinem lesenswerten Buch „Gefährdete Menschheit“ drastische Beispiele auf. Er berichtet vom amerikanischen Zahnarzt Weston Price, der in seiner Praxis bereits Anfang dieses Jahrhunderts die zunehmenden Zahn- und Gesundheitsschäden mit Sorge beobachtete und daraufhin die Welt vom Polarkreis bis zu den Tropen bereiste, Naturvölker aufsuchte, um diesen Krankheitsursachen auf die Spur zu kommen. Mit Erfolg. Parallel mit dem Gebißverfall ging die minderwertige zivilisatorische Ernährung, aber auch andere ernährungsbedingte Zivilisationskrankheiten bis hin zu komplizierten lebensgefährdenden Geburten.

Price beschrieb eindrücklich die Situationen von Frauen, die teilweise „primitiven Eskimosippen“ entstammten, kerngesund waren, komplikationslos zahlreiche Kinder (bis zu 20) geboren hatten. Die Töchter dieser Frauen, die bereits in der „Zivilisation“ aufgewachsen waren, hatten teilweise jungenhaft wirkende Körper, Schmalkiefer, flache Becken und „bedenkliche Schwierigkeiten“ bei der Geburt des einzigen Kindes.

Den Geburtshelfern sind die Zusammenhänge zwischen zivilisatorischer Ernährung und diesen Geburtskomplikationen weitgehend unbekannt. Sie rechnen mit einem unphysiologischen Ablauf der Geburt, als wäre dies unabwendbar. Ohne Kenntnis der Zusammenhänge können sie auch keine hilfreichen Ratschläge zur Verhütung von Komplikationen bei der Geburt geben. Und so beobachten und behandeln sie eine Frau bereits während der gesamten Schwangerschaft wie eine Kranke.

Wollte ein Ernährungsfachmann sie zur Verhinderung dieser Mißstände darauf aufmerksam machen, so scheiterte dieser Versuch bereits im Vorfeld; denn der Spezialist, der auf seinem Teilbereich vollkommen sein mag, glaubt fälschlicherweise, auch auf anderen Gebieten „vollkommen" zu sein. Die Belehrung eines Spezialisten durch einen anderen Kollegen, der nicht auf dessen Fachgebiet, sondern auf einem anderen Spezialist ist, liegt für ihn nicht im Bereich der Möglichkeiten und wird aus Unkenntnis weder erwünscht noch erstrebt.

Der Spezialist weiß von immer weniger immer mehr, bis er von nichts alles weiß. Zwei Spezialisten verschiedener Fachrichtungen sind anscheinend nicht mehr imstande, miteinander ins Gespräch zu kommen. Der Mensch wird nicht mehr als Ganzes gesehen. Die Tragik dieser Entwicklung spiegelt sich in dem Schicksal von Millionen zivilisierter Frauen, die keine Ahnung haben, daß bereits ein Minimum an Wissen über biologische Gesetze sie vor Unglück und Krankheit bewahren könnte.

Die Warnung der Natur, die durch zunehmende Komplikationen bei Geburten besonders deutlich wird, bleibt unbeachtet, weil sie nicht als Warnsignal erkannt wird. Aber selbst wenn sie erkannt würde, gäbe es keine Abhilfemaßnahmen, weil die Ursachen für den Spezialisten nicht klar zu Tage treten. Die Tragik dieser Entwicklung ist darin zu sehen, daß es eine Frau für völlig ausgeschlossen hält, der Frauenarzt könnte über die Bedeutung der Ernährung während der Schwangerschaft nicht genügend unterrichtet sein. Sie vertraut ihm als „Fachmann" auch in Ernährungsfragen, obwohl er darin gar kein Fachmann ist.

In der Praxis wirkt sich das so aus, daß in vielen Entbindungsanstalten von vornherein davon ausgegangen wird, daß bei einer Geburt künstliche Hilfe nötig ist. Das Unheil fängt schon mit der theoretischen Festlegung des Geburtstermins an. Obwohl der errechnete Termin nur ein grober Anhaltspunkt ist, sind viele Kliniken dazu übergegangen, an dem Tag des vorausbestimmten Termins die Geburt künstlich mit wehenerzeugenden Medikamenten einzuleiten, falls die Geburt an diesem Tag nicht von selbst beginnt. Kaum eine Geburt beginnt jedoch zum errechneten Termin. So erscheint vom „wissenschaftlich exakten" Standpunkt aus die künstliche Einleitung bei jeder Geburt sogar berechtigt.

Eine künstlich eingeleitete Geburt läuft nicht physiologisch, also nicht normal ab. Sie beginnt zu einem widernatürlichen Zeitpunkt, der nicht dem Rhythmus der Natur entspricht.

Ein Stuhlgang, der erzwungen werden soll zu einem Zeitpunkt, an dem der Darminhalt noch nicht tief genug getreten ist, und an dem noch nicht die natürlichen Reflexe des Entleerungsdrangs vorhanden sind, hat trotz starken Pressens keinen Erfolg und erzeugt fehlerhafte Spannungen.

Ähnlich ist es bei einer zur falschen Zeit eingeleiteten Geburt. Folge dieses Eingriffs in Vorgänge, die von der Natur wunderbar geregelt sind: Der weitere Geburtsverlauf muß mit Medikamenten künstlich gesteuert werden. Das bringt wiederum eine Reihe von Komplikationsmöglichkeiten mit sich. Die Dauer der Geburt wird dadurch künstlich beeinflußt und nicht dem Verhältnis von Kopfgröße und Weite der Geburtswege und auch nicht den individuell verschiedenen Gewebsverhältnissen angepaßt.

Nicht alle Frauen haben denselben Geburtsverlauf, auch wenn es sich um völlig gesunde Frauen von Naturvölkern handelt. Der Versuch, dies wie einen technischen Vorgang zu normen, widerspricht dem Wesen des Lebendigen. Bei künstlich eingeleiteten Geburten sind häufiger Kunsthilfen (Vakuumextraktion, Zange, Kaiserschnitt) nötig als bei spontan einsetzenden Geburten. Eine gewisse „Entschuldigung“ für diese betrübliche Entwicklung liegt ohne Zweifel darin, daß tatsächlich die Geburten – auch ohne künstliche Einleitung – heute viel schwieriger und komplizierter verlaufen als früher. Daß die Ursache hierfür in der zivilisatorischen Mangelernährung und anderen Verstößen gegen eine gesunde Lebensführung liegt (z. B. Genußmittel, Drogen), wurde wohl zur Genüge betont.

Außer einer vitalstoffreichen Vollwertkost während der Schwangerschaft kann zur Erleichterung der Geburt acht bis vierzehn Tage vor dem errechneten Geburtstermin mit der Einnahme homöopathischer Mittel begonnen werden. Täglich werden 3 × 5 Tropfen von folgender Mischung genommen: Arnica D 3, Pulsatilla D 4, Caulophyllum D 2.

Bei Wehenbeginn empfiehlt sich die Einnahme folgender homöopathischer Mittel (als Mischung): Arnica D 3, Belladonna D 6, Chamomilla D 3, Sabina D 3, Secale D 4 zweistündlich 5 Tropfen.

Der „moderne“ Mensch kann sich somit auf die Urfunktionen, die seinen Bestand in dieser Welt sichern sollen, nicht mehr hundertprozentig verlassen. Das muß zwangsläufig zu einer Beeinträchtigung des Vertrauens in die Schöpfung führen, unabhängig davon, ob diese Zusammenhänge bewußt gesehen werden oder nicht.

Ein Beispiel unheilvoller Spezialisierung

Die Zahl der Kranken, die unter einer unerklärlichen Angst leiden, nimmt ständig zu, etwa parallel zur Zunahme der Zivilisationskrankheiten. Es ist sicher kein Zufall, daß die meisten davon Betroffenen Frauen sind. An dem Zusammenhang zwischen Angst und der Bedrohung des Urgrundes unseres Lebens, der mit ungenügendem Vertrauen zur Schöpfung gleichgesetzt werden kann, lassen Gespräche mit Kranken und bewußtmachende Methoden der Psychologie keinerlei Zweifel.

Es gibt keine einzige Krankheit, die sich nicht auch in Unterleibsstörungen der Frau äußern kann. Für die Behandlung ist diese Feststellung von größter Wichtigkeit. In der Praxis bedeutet dies: Eine isolierte Behandlung der Symptome, die neben anderen auch die Geschlechtsorgane betreffen, ohne Berücksichtigung der Grundkrankheiten, geht am Wesentlichen vorbei. Bei einem jungen Mädchen Störungen des Periodenrhythmus, die durch ein enttäuschendes Liebeserlebnis entstanden sind, mit Hormonen oder örtlichen Maßnahmen behandeln zu wollen, wäre sicher wenig sinnvoll und kaum erfolgversprechend. Es könnten vielmehr durch die Hormone oder örtliche Maßnahmen noch zusätzliche Störungen hervorgerufen werden. Das Mädchen hätte dann nicht nur mit seinem Kummer und den dadurch ausgelösten Funktionsstörungen, sondern dazu noch mit den durch die Fehlbehandlung entstandenen Schäden zu kämpfen.

Die unheilvolle Spezialisierung macht sich auf keinem Gebiet stärker bemerkbar als auf dem Gebiet der Frauenkrankheiten. Seitdem es Frauenärzte gibt, klammert der praktische Arzt in seinem Denken und Handeln alles aus, was den Unterleib betrifft; denn dafür ist ja nun der Spezialist zuständig, dem er die Patientinnen überweist. Meist geht die Kranke schon von vornherein mit den Störungen, die den Unterleib betreffen, zum Spezialisten.

Dadurch hat sich allmählich die stillschweigende Übereinkunft ergeben, daß die Kranke dem Allgemeinarzt von Unterleibsbeschwerden gar nichts mehr erzählt und der Arzt diesen Körperteil in der Untersuchung ausläßt, weil er sozusagen nur dem Spezialisten „gehört“. Die Folge davon: Der Arzt hat durch die systematische Ausklammerung dieses Gebietes sowohl in der Diagnostik wie in der Behandlung keine

Erfahrung mehr und fühlt sich immer ängstlicher und unsicherer. Daß diese unheilvolle Entwicklung zum Schaden der Patientinnen und des Ärztestandes gereicht, wird nur von wenigen erkannt.

Für den einzelnen Arzt ist es schwer, sich dieser Entwicklung zu widersetzen. Trotzdem ist es erforderlich und möglich. Vor allem der praktische Arzt ist berufen, die verlorene Einheit wieder herzustellen, indem er die Frau als ganze Person sieht und alle ihre Störungen, also auch die des Unterleibs, in seine Betrachtung und Behandlung mit einbezieht. Dies gereicht nicht nur seinen Patientinnen zum Vorteil, sondern hebt auch das verlorengehende Ansehen des praktischen Arztes, an dessen Einbuße er selbst mit Schuld trägt. Dem Facharzt bleibt trotzdem noch genug zu tun übrig.

Bei Erkrankungen, die Operationen und chirurgische Eingriffe nötig machen, werden Spezialisten benötigt. Sehen wir aber vom Krebs ab, der frühzeitigste Operation erfordert, bleiben verhältnismäßig wenig Fälle übrig, bei denen operative Behandlung unumgänglich ist. Die meisten gynäkologischen Erkrankungen, seien sie entzündlicher Art, seien es Verlagerungen oder funktionelle Störungen, lassen sich durch innere Behandlungsmaßnahmen günstiger und erfolgreicher beeinflussen.

Als Beispiel ein Fall: Ein 17jähriges Mädchen kommt wegen eines Ausschlags auf der Oberlippe, der schon seit über einem Jahr fachärztlicher Behandlung widersteht, in meine Sprechstunde. Der nähere Anlaß ist der Rat zu einer Unterleibsoperation wegen Gebärmutterverlagerung. Es bestand bei der Patientin auch eine Stuhlverstopfung. Da diese auf Behandlung mit Abführmitteln nicht reagiert und zugleich etwas Ausfluß bestanden hatte, war der Frauenarzt zu Rate gezogen worden, der eine Unterleibsoperation für dringend nötig hielt. Er begründete die Operation damit, daß die Gebärmutter auf den Mastdarm drücke und dadurch die Stuhlentleerung mechanisch behindert werde.

Die Unterleibsuntersuchung ergab eine normal große und normal bewegliche Gebärmutter, die dem Mastdarm auflag, ein durchaus normaler Befund. Nach einer einzigen Beratung über Ernährung waren die Stuhlverstopfung, der Ausfluß und der Lippenausschlag verschwunden. Das Mädchen war vor einer unnötigen Operation bewahrt geblieben, und die seelische Belastung durch die Annahme, ein mißgebildetes Geschlechtsorgan zu haben, blieb ihr erspart.

Die Gebärmutter ist normalerweise nicht im

kleinen Becken fixiert, sie ist lose an Bändern aufgehängt. In einer Schwangerschaft muß sie ja die nötige Bewegungsfreiheit haben, um mit ihrem obersten Teil bis zur Magengegend hinaufsteigen zu können. Diese große Beweglichkeit erklärt es auch, weshalb sie in allen möglichen Stellungen im Becken liegen kann, einmal mehr nach vorn, einmal mehr nach hinten geneigt. Würde man annehmen, daß sie normalerweise vorne liegt, dann wäre eine Rückwärtsneigung als krankhaft anzusehen, und umgekehrt. Da früher solche Vorstellungen bestanden, wurde auch oft von krankhafter Lage gesprochen. Daß die Lage ganz ohne Belang ist, zeigt sich am einfachsten in der Schwangerschaft, in der die Gebärmutter von jeder Ausgangslage aus in den Bauchraum hochwächst. Wäre nach schweren Beckenentzündungen die Gebärmutter narbig an einem Nachbarorgan festgewachsen, könnte eventuell eine operative Loslösung notwendig sein, aber diese seltenen Fälle rechnen nicht zu angeborenen Anomalien. Sie sind Folgen einer vorausgegangenen anderen Erkrankung.

Dasselbe gilt auch für die sogenannten Knikkungen, die nichts Krankhaftes darstellen und deshalb auch keiner operativen Behandlung bedürfen.

Senkungen und Senkungsgefühle

Auch nur wenige Fälle von *Senkungen* erfordern eine Operation. Unter Senkung wird eine Vorwölbung der vorderen oder hinteren Scheidewand oder ein Herabtreten der Gebärmutter verstanden. In einem leichten Grade haben viele Frauen, die geboren haben, eine „Senkung", die aber weder Beschwerden macht noch operativ korrigiert werden müßte. Nur hochgradige Senkungen, die mit Beschwerden einhergehen (z. B. Unfähigkeit, das Wasser zu halten), werden am besten operiert, wobei die normalen anatomischen Verhältnisse einigermaßen wieder hergestellt werden. Bei Harninkontinenz hilft manchmal das homöopathische Mittel Causticum D4, 3 × täglich 5 Tropfen. Wenigstens ist ein Versuch damit anzuraten.

Die konservative Behandlung mit Einlage eines Ringes ist nur als vorübergehender Notbehelf zu empfehlen. Ist die Senkung so beträchtlich, daß sie einer mechanischen Behandlung bedarf, ist die Operation das richtige Mittel. Der eingelegte Ring ist natürlich nie imstande, die überdehnten und schlaffen Gewebe wieder zu normalisieren, er kann nur die herabdrängenden Organe etwas zurückhalten; wird er wieder herausgenommen, ist der Zustand der alte. Der

Ring verstärkt im Gegenteil noch durch die Spreizung der Scheidenwand die Überdehnung. Deshalb kommt er nur als Zwischenlösung bis zur Operation in Frage. Jahrelange Benützung eines Rings hat neben der Erzeugung von Entzündung und Druckstellen auch den Nachteil, daß dadurch der günstigste Termin der Operation versäumt wird und die Frauen nicht selten in ein Lebensalter kommen, in dem die Operation nicht mehr ratsam ist. So müssen sie schließlich den Ring bis an ihr Lebensende tragen, was um so lästiger wird, je älter die Frau ist.

Senkungen sind meistens die Folge von Geburten, sind aber durch eine vitalstoffreiche Vollwertkost während der Schwangerschaft (natürlich auch danach und möglichst schon vorher!) vermeidbar. Bei richtiger Ernährung wird das Mißverhältnis zwischen der Kopfgröße des Kindes und den Geburtswegen vermieden; die Geburt verläuft dadurch leichter, und es kommt seltener zu Dammrissen. Werden diese durch Naht gut versorgt, und erfolgt in den Wochen und Monaten nach der Geburt eine Bauchdecken- und Beckenbodengymnastik anstelle der fehlerhaften Anlegung von Leibbinden, bleiben krankhafte Senkungen aus. Wenn alle diese Maßnahmen versäumt worden sind und es zu einer leichten Senkung gekommen ist, so können trotzdem noch viele Fälle durch gymnastische Maßnahmen so gebessert werden, daß keine Operation nötig ist. Die Übungen der Beckenbodengymnastik sind von der Patientin leicht zu lernen und dann ohne fremde Hilfe durchführbar. Auch die Massage nach Thure-Brand ist hilfreich. Wenn die Behandlung vorwiegend mit Gymnastik nicht zu spät beginnt und die Senkung nicht zu stark ist, sind damit so gute Erfolge zu erzielen, daß man von einer „Heilung“ sprechen kann.

Streng zu trennen von echten Senkungen sind Senkungsgefühle, denen oft gar keine Senkung entspricht; sie bedürfen natürlich ebenfalls keiner Operation. Dabei ist auffallend, daß starke Senkungen oft keine Beschwerden machen, und daß bei normalen Verhältnissen oft Senkungsgefühle vorhanden sind. Auch hier bestätigt sich die immer wieder zitierte Regel, daß Formveränderungen der Organe wenig Beschwerden machen, während Funktionsstörungen stets mit Beschwerden einhergehen.

Beckenbodengymnastik

1. Im Liegen beide Beine bis zu 45° langsam heben, spreizen und langsam senken. Parallel zur Bauchdeckenanspannung wird auch der Beckenboden mit innerviert.
2. Beide Beine im Sitzen gegen einen Widerstand schließen.
3. After und Scheide anspannen, als wollte man Durchfall aufhalten; anspannen und loslossen, anspannen und loslassen.

Bei Senkungen, vor allem bei subjektivem Senkungsgefühl, sind diese einfachen Übungen oft eine Hilfe. Sie sollten regelmäßig über längere Zeit durchgeführt werden.

Als homöopathisches Arzneimittel hat sich Lilium tigrinum D2 oder Sepia D4, dreimal täglich 5 Tropfen, bewährt. Die Auswahl erfolgt entsprechend den Modalitäten.

Wann wird man unsere Kinder
in der Schule lehren, was sie selbst sind?
Jedem dieser Kinder sollte man sagen:
Weißt du, was du bist?
Du bist ein Wunder!
Du bist einmalig!
Auf der ganzen Welt gibt es kein zweites Kind,
das genauso ist wie du.
Und Millionen von Jahren sind vergangen,
ohne daß es je ein Kind gegeben hätte wie dich.
Schau deinen Körper an, welch ein Wunder!
Deine Beine, deine Arme, deine geschickten
Finger,
deinen Gang.
Aus dir kann ein Shakespeare werden,
ein Michelangelo, ein Beethoven.
Es gibt nichts, was du nicht werden könntest.
Jawohl, du bist ein Wunder.
Und wenn du erwachsen sein wirst,
kannst du dann einem anderen wehe tun, der,
wie du selbst, auch ein Wunder ist?

PABLO CASALS, SPAN. CELLIST
29. 12. 1876 – 22. 10. 1973

Kind unerwünscht

Zahlreiche Frauen (und Männer) wünschen sich vergeblich ein Kind. Die Fragen der künstlichen Befruchtung, der Hormontherapie, die äußerst exakt und verantwortungsbewußt durchgeführt werden müßten, sollen hier nicht besprochen werden. Es würde den Rahmen dieses Buches sprengen. Jeder einzelne Fall benötigt individuelle Beratung.

Das Leid dieser Menschen ist oftmals groß, die Adoption eines Kindes manchen Partnern anzuraten. Nicht selten sind Fälle, in denen nach Jahren des vergeblichen Wartens auf ein Kind nach einer Adoption doch noch überraschend eine Schwangerschaft eintritt.

Eine echte und tiefe Liebesbeziehung muß jedoch auch die Tatsache aushalten können, daß daraus eventuell kein Kind entsteht.

Die andere leidvolle Seite ist die des unerwünschten Kindes.

- In Deutschland werden jedes Jahr rund 350000 Kinder durch Abtreibung getötet.
- Über 150000 Kinder sind jedes Jahr von Scheidungen betroffen.

- Millionen Kinder leben praktisch ohne Väter.
- Jedes zweite Kind wird von seinen Eltern geschlagen.
- 1000 Kinder werden jedes Jahr zu Hause totgeschlagen.

Das Thema Pille und Verhütungsmittel wurde ausführlich besprochen, weil trotz Aufklärung immer noch unerwünschte Kinder geboren werden.

Welches Drama sich abspielen kann, wenn eine Frau ungewollt schwanger wird, kann nur der ermessen, der unmittelbar damit konfrontiert wird. Frauen, die in Not geraten sind, weil sie sexuell mißbraucht wurden – denken wir an das grenzenlose Elend bosnischer Frauen –, Frauen, die in Situationen stehen, in denen eine Schwangerschaft auf Leben und Tod ginge, diesen Frauen ist nicht mit Verurteilen und Vorurteilen geholfen. Jede Frau hat ihr persönliches Schicksal. Wie sie damit fertig wird, kann nur in persönlichen Gesprächen geklärt werden, nicht jedoch pauschal. Dies käme einem Gerichtsurteil gleich. Wer darf sich anmaßen, über Menschenschicksale zu urteilen?

Abtreibungen sollen legalisiert werden. Eine Abtreibung hinterläßt jedoch seelische Narben, Verwundungen, die schlecht heilen wollen.

Die Parole „Mein Bauch gehört mir", wie sie von Frauen, die sich zu ihrer Abtreibung bekennen, fast trotzig vorgebracht wird, ist ebenso negativ-feministisch und radikal frauenfeindlich wie der flapsige Satz aus der Studentenbewegung der 60er Jahre „Wer zweimal mit derselben pennt, gehört schon zum Establishment".

Immer dann, wenn Radikalität Gefühl, Moral und Nachdenken verdrängt, bleibt das, was das Miteinander ausmacht, die Liebe, Zuwendung und Güte, auf der Strecke. Die Liebe, und einzig und allein nur die Liebe (auch zu sich selbst), hält uns aber am Leben. Wer sich selbst zerstört – und jede/r, die/der abtreibt, zerstört ein Stück von sich selbst –, braucht dringend Hilfe.

Jedes Paar sollte sich gut überlegen, ob es ein Kind wirklich will. Die oben genannten Zahlen der Scheidungen und Kindesmißhandlungen sprechen für sich. Es geht dabei nicht immer um ungewollte Kinder. Es geht dabei oft um unüberlegt gezeugte Kinder, die man um der Unüberlegtheit willen in Kauf genommen und sich eventuell auch darauf gefreut hat, letztlich damit aber überfordert war.

Viele Frauen würden nicht abtreiben lassen, wenn sie Gehör fänden für ihre tiefe Not, die Angst vor dem Partner (der vielleicht von der Schwangerschaft nichts weiß), Existenzangst, finanzielle Not, Scham, Angst vor der Geburt und der Verantwortung, die auf sie zukommt.

Wie sehr eine Abtreibung und die Überlegungen vorher und Empfindungen nachher erlebt wurden, wird uns oft mitgeteilt. Nachfolgender Bericht, der auszugsweise wiedergegeben wird, erreichte uns vor wenigen Tagen im Februar 1993.

Und ich habe es doch getan

Heute, vier Monate danach, ist es mir unbegreiflich. Wie konnte mir das nur passieren?

Mir, die ich (auch als Grüne und Feministin) Zeit meines Lebens gegen Schwangerschaftsabbrüche gewesen bin, die abbruchgefährdete Freundinnen versucht hat umzustimmen, die mit Unverständnis und Verärgerung reagiert hat über all die weggeworfenen kleinen Leben und die mit Erstaunen mit angesehen hat, wie etwas gesellschaftlich legitimiert wird, was nie eine solche Legitimierung erfahren darf.

Mir, als Mutter von vier gewollten Kindern, die gern mit Kindern lebt, hierin einen großen Sinn sieht und früher gerne einmal sechs davon haben wollte.

Die erste Reaktion meines Mannes (bei dieser fünften ungeplanten Schwangerschaft) war: Ich fahre, wenn es sein muß, nach Frankreich und hole das Abtreibungsmittel RU ...

Meine Gefühle in diesem Moment: Ich werde massiv von ihm abgelehnt. Nur erst keine Freude aufkommen lassen. Wieder auf meinen Mann angewiesen. Ängste, ohne seine Unterstützung es nicht mehr zu schaffen mit fünf Kindern – monatelanges nächtliches Aufstehen im Wechsel mit einem überforderten genervten Mann, gleichzeitig aber auch die wahnsinnige Angst vor einem Schwangerschaftsabbruch und die Einstellung, daß Leben von Anfang an besteht und nicht erst ab dem ersten Tag des vierten Monats.

Es folgten drei entsetzliche Wochen bis zum letztmöglichen Abbruchtermin.

In meiner Not suchte ich meine Psychotherapeutin auf, die mich seit einem Jahr kannte. Ich vertraute dieser Frau und meinte, daß sie wüßte, was für mich gut sei. Inzwischen bin ich mir nicht mehr sicher, ob das, was dort passierte, überhaupt Therapie zu nennen ist oder ob es nicht ganz platte Einflußnahme war und zwar nicht erst zu der Zeit der bestandenen Schwangerschaft, sondern schon von Anfang an.

Welche Macht haben Therapeuten, bei denen man hilflos wie ein Kind auf der Couch liegt, keinen Blickkontakt hat und so auch gar keine Konfrontation mehr wagt? Im folgenden möchte ich Gesprächsausschnitte aus den 6 Stunden aufzeigen, die vor dem Verlust meines Kindes stattgefunden haben. Es geht mir dabei nicht um Schuldzuweisung, denn Schuld tragen alle, die nicht zur Rettung meines Kindes beigetragen haben.

Gespräche mit Frau Dr. ... *(stark gekürzt)*

Ich: *Ich bin schwanger.*
Sie: *Ja, haben Sie denn nicht verhütet? Wollen Sie denn das Kind?*
Ich: *(Peinlichkeit, Stillschweigen, das Gefühl: daß mir das aber auch passieren mußte).*
Sie: *Was sagt denn Ihr Mann dazu?*
Ich: *Ja, der will auf keinen Fall mehr Kinder.*
(Gefühl, aber nicht ausgesprochen: schon zwei Leute gegen mich. Nur keinen Kontakt aufnehmen zu dem kleinen Wesen. Bekomme keine Unterstützung. Wenn es mir dann nicht gut geht in der Schwangerschaft, Angst vor Bemerkungen wie: na siehst du, du wolltest ja unbedingt ...).

Ich: *Das Kind sucht seine Eltern aus, es hat doch eine Seele.*

Sie: *Kann es sich nicht andere Eltern aussuchen?*

Ich: *Ich war Zeit meines Lebens gegen Schwangerschaftsabbruch.*

Sie: *Keine Antwort*

Ich: *Ich habe Angst vor schrecklichen Schuldgefühlen hinterher.*

Sie: *Sie wollen nicht schuldig werden? Der Mensch kann nicht ohne Schuld leben. Wenn ich draußen im Garten herumlaufe und auf ein Insekt trete, lade ich auch Schuld auf mich.*

Ich: *Ich habe Angst, das Kind hinterher zu vermissen. Gibt es sowas, daß Frauen ihre Kinder vermissen? (Schon wieder nicht auf meine Gefühle gehört, stattdessen eine Frage an die „Fachfrau" gestellt, wie schon so oft im Laufe des vergangenen Jahres).*

Sie: *Manche Frauen, die einen Schwangerschaftsabbruch hatten und hinterher keine Kinder mehr bekommen, bereuen das manchmal später. Meinen Sie nicht, Sie könnten sich mit Ihren vier anderen Kindern trösten?*

Ich: *(Gefühl, nicht ausgesprochen: Ja, viel-*

leicht schaffe ich das ja. Ob ich mir diese ganzen Schwierigkeiten wohl nur einbilde?)

Du sollst nicht töten ist ja ein Gebot in jeder Religion.

Sie: *Da besteht sicher ein Unterschied zwischen einem ungeborenen Leben und einem lebenden Menschen.*

Ich: *(Im Hinterkopf meinen ablehnenden Mann. Äußerst zwiespältige Gefühle. Schließlich kenne ich viele Frauen, die mit einem Abbruch leben.)*

Sie: *Wollen Sie denn wieder abhängig sein von Ihrem Mann?*

Ich: *Nein (Vor mir das Bild: wir beide kümmern uns um das Baby, und ich habe fast das Gefühl, es vor ihm schützen zu müssen, bin ständig auf seine Mithilfe angewiesen).*

Ich habe Angst, mir dieses Kind hinterher vorzustellen, z. B. als 18jährige ... Wenn es ein Mädchen wäre, könnte ich mich sogar noch einmal richtig freuen ...

Sie: *Wann läßt sich das denn feststellen?*

Ich: *Ich habe Angst, in meinem späteren Leben immer die vier Kinder zu sehen und zu denken: es fehlt eins.*

Sie: *Sie sind aber auch wirklich eine mütterliche Frau.*

Ich: *(bei mir kommt an: Sie sind ein Muttertier)*

Ich war immer froh, dieses Paket (einer Abtreibung) nicht mit mir herumtragen zu müssen wie andere Frauen.

Sie: *schweigt*

Ich: *Das ist meine erste Trennung im Leben. Ich weiß nicht, wie ich damit zurechtkommen werde. Ich weiß nicht, wie es mir hinterher gehen wird ...*

Sie: *... stellt in Aussicht, sie in ihren Ferien anrufen zu können, als könne der Schwangerschaftsabbruch dann „aufgearbeitet" werden.*

Ich: *Ich habe auch Angst vor dem Eingriff selber.*

Sie: *Können Sie nicht jemand Vertrautes mitnehmen, eine Freundin, Ihren Mann?*

Ich: *Ich weiß nicht, ob ich das Recht habe, mein Leben gegen das Leben eines anderen Menschen zu setzen.*

Sie: *Aber Sie sind doch auch ein Lebewesen.*

Ich: *Ich möchte natürlich, daß mein Mann meinen Bauch schön findet und sich mit mir freut.*

Sie: *Männer finden die Schwangerschaften ihrer Frauen, besonders wenn es mehrere sind, oft nicht mehr so faszinierend.*

Gespräche mit meinem Mann

Ich: *Das Kind hat doch eine Seele.*

Er: *(sinngemäß) ... so einen Quatsch bräuchte man doch nicht zu glauben, man müsse sich doch nicht immer seinem Schicksal fügen ...*

Ich: *Wir können doch dieses Kind nicht in den Eimer schmeißen.*

Er: *Keine Antwort.*
Es ist in erster Linie deine Entscheidung, du hast die Hauptarbeit. Ich trage deine Entscheidung mit, egal, wie sie aussieht.

Ich: *Wir könnten uns ja ein Au-Pair-Mädchen für ein Jahr nehmen.*

Er: *Das müssen wir doch nicht jetzt bereden, das kann man doch später noch, falls du nicht zu dem Abbruch gegangen bist.*

Ich: *Meine Oma hat auch nach vier Kindern ihr fünftes Kind im Krieg bekommen. Die waren sicher auch alles andere als begeistert.*

Er: *Ja, deine Oma!*

Ich: *(Gedanke: Selbstverständlich war mein Onkel, dieses ungewollte Kind, später der Sonnenschein der Familie).*

Er: *Ich will auch noch was vom Leben haben, nicht nur nächtliches Aufstehen, immer alles durchorganisieren. Unsere anderen Kinder kommen dann zu kurz. Außerdem sind wir jetzt mal dran.*

Es folgten weitere Gespräche mit der Therapeutin, mit dem Mann, mit pro familia, mit Bekannten und Vertrauten.

Dann erfolgt der Abbruch, begleitet von dem Mann, der im Wartezimmer Witze und Belanglosigkeiten erzählt. Danach *„fahren wir schweigend nach Hause. Am Abend hat mein Mann einen witzigen Videofilm geholt. Ich schaue sonst fast nie fern, aber wir setzen uns zu zweit davor. Er ist sehr zuvorkommend und tut so, als sei nichts weiter... Am anderen Tag fährt er zu einer Tagung, ich mit den Kindern in eine Familienfreizeit."*

Gefühle danach *(Bericht stark gekürzt)*
Verdrängen konnte und kann ich bis heute nicht die Gefühle von Trauer, Entwertung, Scham, Angst vor Bestrafung nach dem Tod, Alpträume, Ausgegrenzt-sein, Beschmutztsein, mein Leben hat einen Schatten – einen

schwarzen Fleck, zeitweise Suizidgedanken, Verzweiflung, diese Todeserfahrung gemacht zu haben, die unnötig war, Schmerz, Wiedergutmachungswünsche, Rückgängigmachenwollen, Verlustgefühle, Gefühle von Leere. Der Wunsch, jetzt schwanger sein zu wollen ist unermeßlich, der Wunsch, irgendwann noch einmal ein Kind bekommen zu wollen mit einem Mann, der sich mit mir darüber freut...

So verbringe ich denn diesen Winter in einer innerlichen Zerrissenheit. Die Menschen, die vorher in ihrem Interesse meine Konfliktsituation ausgenutzt haben, sind nicht mehr betroffen. Das Thema nervt sie eher.

Die Tränen weine ich alleine.

Gedanken zum Schluß

Mit Kindern leben ist meiner Meinung nach das größte Geschenk, das einem Menschen widerfahren kann. Ich hoffe, daß ich das meinen lebenden Kindern vermitteln kann und sie eine gesunde Einstellung zu sich und ihren Kindern bekommen werden. Sie läßt sich nämlich übertragen auf alle Lebensbereiche.

Mein totes Kind kann ich nur tausendmal um Vergebung bitten, daß ich ihm verwehrt habe, was mir von meinen Eltern so selbstverständlich zugestanden wurde.

Nie werde ich es kennenlernen können und seine Botschaft erfahren. Ich kann nur unter Tränen sagen: es tut mir so unendlich leid, nicht auf mein Gefühl gehört zu haben.

Es tut mir so unendlich leid, daß ich mir habe Blei in den Mund gießen lassen und dich nicht mehr geschützt habe. Aber ich fand zu wenig Hilfe und habe mich in Abhängigkeiten begeben, die für uns beide und unsere ganze Familie schreckliche Folgen hat.

Mit deiner Abtreibung ist auch ein großer Teil von mir abgetrieben worden. Du wirst mir immer fehlen. Dein Platz bleibt leer.

Entschuldige tausendmal. Könnte ich irgendetwas in meinem Leben ungeschehen machen, ich würde alles dafür geben, was ich habe.

Frauen, die in Not sind, können sich vertrauensvoll an die Autoren persönlich wenden. Adressen von Selbsthilfegruppen und Frauenhäusern werden vermittelt.

Teilnahme an Selbsterfahrungswochenenden, Seminare über Trauerarbeit, Lebensberatung sind in unserem Zentrum für Gesundheit und ganzheitliche Lebensweise, Taunusblick 1, 5420 Lahnstein, unter Leitung erfahrener Ärzte und Psychotherapeuten/Lebensberater möglich.

Sind so kleine Hände
winz'ge Finger dran
darf man nie drauf schlagen
die zerbrechen dann

Sind so kleine Füße
mit so kleinen Zeh'n
darf man nie drauf treten
könn' sie sonst nicht geh'n

Sind so kleine Ohren
scharf – und ihr erlaubt
darf man nie zerbrüllen
werden davon taub

Sind so schöne Münder
sprechen alles aus
darf man nie verbieten
kommt sonst nichts mehr raus

Sind so klare Augen
die noch alles seh'n
darf man nie verbinden
könn' sie nichts versteh'n

Sind so kleine Seelen
offen und ganz frei
darf man niemals quälen
geh'n kaputt dabei

Ist so'n kleines Rückgrat
sieht man fast noch nicht
darf man niemals beugen
weil es sonst zerbricht

Grade, klare Menschen
wär'n ein schönes Ziel
Leute ohne Rückgrat
hab'n wir schon zu viel

BETTINA WEGNER

Krebs

Es fällt schwer, etwas über den Krebs auszusagen. Und wer hier einen Hinweis auf „das" Krebsheilmittel erwartet, der wird enttäuscht sein. Um so wichtiger ist es, die Ursachen der Krebskrankheit aufzuzeigen, damit eine wirksame Vorbeugung und erfolgreichere Behandlung möglich wird.

Auch der Krebs ist keine einheitliche Erkrankung, sondern ein Sammelbegriff für alle Geschwülste bösartiger Natur. Doch schon der Begriff „bösartig" ist unscharf und nicht genau abgrenzbar. Unter einer Geschwulst versteht man eine aus Zellen des Körpers hervorgegangene Neubildung von selbständigem Bau und eigenem Wachstum. Besteht diese Neubildung aus ausgereiftem Körpergewebe, so handelt es sich um eine gutartige Geschwulst; ist das Gewebe unreif, muß die Geschwulst als bösartig bezeichnet werden. Die gutartige Geschwulst wird langsam größer und verdrängt das Nachbargewebe. Die bösartige Geschwulst dagegen wächst im allgemeinen schneller und verdrängt das Nachbargewebe nicht, sondern wächst in dieses hinein, so daß es von ihm nicht mehr zu trennen ist. Deshalb läßt sich eine gutartige Geschwulst durch Operation leicht entfernen, eine bösartige schwer oder je nach Stadium überhaupt nicht mehr.

Da zwischen reifem Gewebe und unreifem verständlicherweise keine ganz strenge Grenze besteht, gibt es auch zwischen gut- und bösartigen Geschwülsten Übergänge. Je überstürzter eine Geschwulst wächst und demgemäß in ihrem Stoffwechsel lebhafter und selbständiger ist, um so mehr entzieht sie auch dem Körper wertvolle Nähr- und Aufbaustoffe und um so bösartiger ist sie in ihrer Auswirkung auf den Organismus. Schon daraus geht hervor, wie wenig vergleichbar ein Krebsfall mit einem anderen ist.

Wieso Krebs so heimtückisch ist

Aber auch eine nach ihrer Gewebsart gutartige Geschwulst kann sich im klinischen Fall für den Kranken bösartig auswirken. So zum Beispiel im Gehirn, wo die Verdrängung anderen Hirngewebes böse Folgen zeitigt. Aus all diesen und anderen Gründen läßt sich nicht so leicht eingrenzen, ob eine Geschwulst bösartig ist, wie es der Laie in seinem Drang zur Vereinfachung und ungenügender Kenntnis gern wahrhaben möchte.

Auch im klinischen Erscheinungsbild zeichnet sich der Krebs durch eine besondere Eigenschaft aus: *Die Geschwulst selbst ist vollständig schmerzlos.* Diese Eigentümlichkeit, von der es keine Ausnahme gibt, macht die besondere Gefährlichkeit und die Ausnahmestellung des Krebses unter den Krankheiten aus.

Erst wenn die Geschwulst im fortgeschrittenen Stadium zu einer Funktionsstörung des befallenen Organs führt, auf Nervenstränge oder Gefäße drückt oder durch Einwachsen in andere Organe deren Funktion stört, kommt es zu Beschwerden und Schmerzen.

Die Symptomlosigkeit des Krebses in der Anfangszeit, in der er durch eine Operation möglicherweise leicht entfernt werden könnte, ist daran das Heimtückische.

Kranke mit jahrelangen Beschwerden äußern oft die Befürchtung, ihre Krankheit könnte in Krebs übergehen. Diese Angst beweist: Kranke wissen nicht, daß Krebs schmerzlos ist und sich – leider – nicht jahrelang vorher durch Beschwerden ankündigt. Wäre dies der Fall wie bei fast allen anderen Krankheiten, hätte der Krebs sofort seine Schrecken verloren.

Diese Befürchtung weist aber auch auf die

weitverbreitete falsche Vorstellung hin, *der Krebs könne aus einer anderen Krankheit hervorgehen. Der Krebs ist jedoch eine Krankheitsart ganz eigener Prägung und entwickelt sich nicht aus einer anderen Krankheit. Menschen, die relativ häufig krank sind, neigen weniger zu Krebs als diejenigen, die nie Beschwerden haben und sich scheinbar unbeschadet alle möglichen Verstöße gegen die Gesundheit leisten können.* Diese Erfahrung hat eine einleuchtende Erklärung: Jede Krankheit zwingt den Organismus, die Abwehrmechanismen in Gang zu setzen. Die Gesundung bedeutet, daß der Organismus die Schädigungen überwunden hat und nun wieder alles im Lot ist. Besonders fieberhafte Erkrankungen haben eine geradezu „reinigende" Wirkung, so daß man sagen kann: Je mehr ein Mensch zu entzündlichen Krankheiten neigt, desto sicherer kann er sein, keinen Krebs zu bekommen. Wie bei jeder Regel, gibt es natürlich auch hier Ausnahmen.

Der Krebs ist nichts anderes als eine Stoffwechselentgleisung. Die normale Sauerstoffatmung der Zelle schlägt dabei in einen Gärungsstoffwechsel um. Das hat viele Ursachen. *Eine* Voraussetzung für die Entstehung eines Krebses muß aber immer erfüllt sein: das Vorhandensein *ionisierender Strahlen*, also von Radioaktivität.

Dabei unterscheidet man natürliche und künstlich erzeugte Strahlung. Die natürliche Strahlung besteht aus der kosmischen und der terrestrischen (Erd-)Strahlung. Dieser Grundstrahlung ist die Menschheit von jeher ausgesetzt, und die wenigen früher aufgetretenen Fälle von Krebserkrankungen sind fraglos darauf zurückzuführen.

Die Zunahme der Strahlenbelastung in jüngster Zeit stammt aus künstlichen Strahlenquellen, den Röntgenstrahlen und den radioaktiven Substanzen aus der Atomkernspaltung. Im Gegensatz zu den kosmischen Strahlen handelt es sich bei der Radioaktivität aus der Kernspaltung um neuartige radioaktive Substanzen, die über die Biosphäre in den menschlichen Organismus gelangen und dort eingelagert werden. Die Folge ist eine lang andauernde Bestrahlung, während bei der normalen Grundstrahlung die Einwirkung nur während der tatsächlichen Strahlungsdauer besteht.

Heute gibt es Geräte, mit denen die ionisierenden Strahlen objektiv nachweisbar sind. Wissenschaftliche Nachprüfungen haben den Nachweis von ionisierenden Strahlen (Gammastrahlen) über Reizstreifen, den sogenannten „Wasseradern“, erbracht. Schon 1933 schreibt Rambeau, der Vorsitzende der Ärztekammer in Marburg: „Aus meiner statistischen Arbeit ergibt sich mit voller Klarheit, daß es keinen Fall von Krebs gibt, der nicht über einem geologisch gestörten Gebiet liegt...". Diese Forschungsergebnisse weisen einen Weg, durch Vermeidung der Strahlenzonen der Krebsgefahr zu entgehen.

Völlig anders liegen die Verhältnisse bei der Einlagerung radioaktiver Substanzen aus der Atomkernspaltung. Da die Latenzzeit für die Krebsentstehung etwa 30 Jahre beträgt, läßt sich ermessen, was in dieser Richtung alles auf uns zukommt, ganz zu schweigen von den Erbschäden, die in vollem Maße erst in der dritten Generation zu erwarten sind.

Die Zunahme der Krebshäufigkeit in den letzten Jahrzehnten ist jedoch nicht durch die Strahlenbelastung allein erklärbar. Denn in dem Ausmaß, wie der Krebs zugenommen hat, ist die Strahlenbelastung nicht gestiegen. Die Strahlen sind lediglich eine notwendige Voraussetzung für die Krebsentstehung. Ein durch zivilisatorische Einflüsse geschädigter Organismus kann schon durch geringe Strahlendosen Krebs bekommen.

Die Wissenschaft hat zehntausende verschiedene Krebsnoxen, das heißt Schadstoffe, die krebsauslösend wirken können, nachgewiesen. Dies ist der sichere Hinweis darauf, daß es niemals nur *eine* Krebsursache geben kann, wenn wir nicht den Verstoß gegen Schöpfungsgesetze, den uns die Zivilisation täglich aufzwingt, als diese eine Ursache ansehen wollen.

Der von Professor Eichholtz geprägte Begriff der *toxischen Gesamtsituation* kennzeichnet die Lage auch für die Krebsentstehung am treffendsten. Es summieren sich die schädlichen Einwirkungen durch vitalstoffarme Fabriknahrungsmittel, durch Radioaktivität, durch die Gifte der Schädlingsbekämpfung, durch Konservierungsmittel und durch die kranken Böden infolge einseitiger Mineraldüngung. Sie treffen auf einen Organismus, auf den diese Noxen, die an Intensität und Vielseitigkeit von Generation zu Generation zunehmen, bereits in der zweiten und dritten Generation einwirken.

Im Jahre 1900 starb jeder 30. Mensch an Krebs, 1910 jeder 18., 1920 jeder 15., 1930 jeder 8., 1950 jeder 6. und 1960 in den zivilisierten Staaten jeder 5. 1955 starben etwa 95 000 Bundesbürger an Krebs, 1975 bereits rund 150 000, dazu kamen jährlich 240 000 Neuerkrankungen. Die Zahl steigt ständig weiter. Krebs steht in der Todesstatistik an zweiter Stelle. Wenn das so weitergeht, stirbt bald jeder an Krebs. Beim Krebs kommt die zunehmende Häufigkeit deutlich in den Todesstatistiken zum Ausdruck, während bei vielen anderen Zivilisationskrankheiten, die nicht unmittelbar zum Tode führen, die Häufigkeitszunahme nur in den Krankheitsstatistiken ihren Niederschlag findet. Vergleicht man nun die Häufigkeit der einzelnen Krankheiten in den letzten Jahrzehnten, so ergibt sich, daß die Zunahme bei allen sogenannten Zivilisationskrankheiten ungefähr parallel läuft. Von einem reinen Zufall kann man hier nicht mehr sprechen. Es ist höchst wahrscheinlich, daß allen diesen Erkrankungen gemeinsame Ursachen zugrunde liegen. Warum sollte man die spezifischen Schädlichkeiten der Zivilisation, die wir als Ursache der Zivilisationskrankheiten erkannt haben, für die Entstehung des Krebses, der dieselbe Tendenz zur steigenden Häufigkeit hat, nicht gelten lassen?

Es gibt so viele exakte wissenschaftliche Untersuchungen mit genauen Einzelheiten über die Art der Stoffwechselentgleisung, daß für Sachkenner überhaupt kein Zweifel an der Tatsache besteht: *Krebs ist eine Stoffwechselerkrankung.* Leider ist diese Erkenntnis noch nicht bekannt genug; der Krebs muß als eine Allgemeinkrankheit und nicht als eine rein örtliche Erkrankung angesehen werden.

Demzufolge scheitert auch die Krebsbekämpfung daran, daß bestimmte Einzelheiten der

Stoffwechselentgleisung als „die“ Krebsursache angesehen werden, während sie doch in Wirklichkeit nur Teilerscheinungen im Rahmen des Krebsgeschehens sind. Krankheitssymptome können doch niemals die Ursachen des Krebses sein. So sieht der eine die „Ursachen“ im Sauerstoffmangel der Zelle, der andere in krankhaften Veränderungen der Zellmembran, ein Dritter in den gestörten Atmungsfermenten, ein Vierter im gestörten Fermenthaushalt überhaupt, ein Fünfter im gestörten Milchsäurestoffwechsel, ein Sechster im gestörten Mineralhaushalt, ein Siebter in Störungen elektromagnetischer Felder usw. usw. Alle diese Einzeltatsachen sind für sich betrachtet wichtig. Sie stellen aber nicht Ursachen dar, sondern bereits Folgen vorausgegangener Ursachen. Deshalb bringen alle therapeutischen Ratschläge, die nur *eine* Ursache berücksichtigen, lediglich Teilerfolge oder bleiben gänzlich erfolglos.

Bei den ernährungsbedingten Zivilisationskrankheiten, zum Beispiel bei der Arteriosklerose und den Arthrosen, sind wir immer wieder dem Zeitfaktor als dem leidigen Umstand begegnet, der den Zusammenhang zwischen bestimmten Ernährungsfaktoren und diesen Erkrankungen verschleiert. Er erschwert den Nachweis des Zusammenhangs so sehr, daß oberflächliche Beobachter und solche, die sich auf kurzfristige Versuche stützen, getäuscht werden.

Krebs ist eine Verzweiflungsreaktion des Organismus

Wegen der vielen zur Entstehung des Krebses nötigen Voraussetzungen und wegen seiner zahlreichen Ursachen ist der Nachweis des Zusammenhangs noch schwieriger zu erbringen als bei anderen Zivilisationskrankheiten. Im wissenschaftlichen Experiment können nicht gleichzeitig viele Faktoren geprüft werden. Es darf mit Rücksicht auf die Exaktheit des Versuchs immer nur eine Komponente geändert werden. Deshalb ist diese übliche wissenschaftliche Forschung für die Krebsentstehung gänzlich ungeeignet. Genau in dieser Form aber wird sie betrieben. So muß man zwangsläufig an den eigentlichen komplexen Ursachen vorbeiforschen. Und so dürfen wir auch von der exakten Naturwissenschaft eine Lösung des Krebsproblems auf den bisherigen Wegen wohl so schnell nicht erwarten.

Aus ganzheitlicher biologischer und geisteswissenschaftlicher Sicht stellt der Krebs kein Problem mehr dar. Er kann als letzte Verzweiflungs- und Warnreaktion des Organismus betrachtet werden und dem „fortschrittlichen" Menschen den Preis zeigen, den er für den unaufhaltsamen technischen „Fortschritt" bezahlen muß. Die Naturgesetze wären keine Gesetze mehr und nur noch spekulative Irrlehren, wenn in ständig zunehmendem Maße gegen sie gesündigt werden könnte, ohne daß eine klare Antwort auf diese Vermessenheit erfolgte. Der Krebs ist eine solche Antwort und zugleich der sichere Ausgleich, daß die „Bäume des Fortschritts" nicht in den Himmel wachsen.

Wie es im positiven Bereich der Gesundheit eine Vollendung gibt, so gibt es sie auch im Krankhaften. Betrachtet man den *Krebs als diese vollendete Krankheit*, so ist sie vielleicht dazu ausersehen, dem verblendeten Fortschrittsgläubigen die Augen darüber zu öffnen, daß für jeden Eingriff in die Schöpfungsgesetze auch die entsprechende Rechnung präsentiert wird. Ein Menschengeschlecht, das nicht mehr fähig ist, die Warnsignale gegen die Eingriffe in seine Grundgesetze zu erkennen und nur im aussichtslosen Endstadium nach Heilmitteln Ausschau hält, hat sich sein Schicksal selbst zuzuschreiben. Wenn überhaupt noch eine Umkehr möglich ist, so müßte der Krebs besonders dazu geeignet sein, diese Einsicht zu vermitteln. Andernfalls wird der fortschrittliche Teil der Menschheit in einem Akt der ausgleichenden Gerechtigkeit durch Krankheit, insbesondere durch Krebs, liquidiert.

Diese harten Worte orientieren sich allein an der brutalen Wirklichkeit. Sie sind aber um so angebrachter, als *Abhilfe durch Vorbeugung* möglich erscheint. Wir wissen, daß keine der ernährungsbedingten Zivilisationskrankheiten im strengen Sinne heilbar ist, sondern daß wir mit der Behandlung stets um 20–30 Jahre zu spät kommen; denn sie setzt immer erst in dem Augenblick ein, wenn die ersten Krankheitssymptome auftreten. Bei den nicht lebensgefährlichen Krankheiten ist das Fortleben mit Hilfe von Linderungsmitteln und Prothesen möglich, deshalb wird von den meisten keine Vorsorge betrieben. Beim Krebs gibt es aber nur eine Alternative: entweder frühzeitig vorbeugen – oder die bitteren Folgen des Versäumten tragen.

Die beste, sinnvollste und erfolgreichste „Behandlung“ des Krebses ist Vorbeugung. Die Einsicht in diese Erkenntnis setzt das nötige Wissen voraus. Aufklärung tut also not. Aber dieser Aufklärung stehen dieselben Hindernisse wie der Aufklärung über die Zahnkaries entgegen. Die Einwände sind stets dieselben: Die Ursachen seien wissenschaftlich noch nicht völlig geklärt, in Wirklichkeit habe der Krebs eigentlich gar nicht zugenommen. Durch bessere Diagnostik und durch die Eindämmung der Infektionskrankheiten infolge verbesserter hygienischer Verhältnisse erreichten mehr Menschen ein Alter, in dem Krebs häufiger sei. *Diese Einwände sind nicht stichhaltig.* Die Zunahme der Krebserkrankungen um mehr als das Zehnfache seit 1900 ist so nicht zu erklären, zumal in Wahrheit gar nicht die älteren Menschen am häufigsten vom Krebs befallen werden, sondern die mittleren Jahrgänge um Fünfzig herum. In zunehmendem Maße sind auch immer mehr jüngere Menschen und Kinder betroffen.

Auch der Einwand, durch bessere Diagnostik würden heute mehr Krebsfälle als früher festgestellt, ist leicht widerlegbar. Man kann den Krebs zwar durch Verbesserung der diagnostischen Maßnahmen früher erkennen, verbessert dadurch jedoch auch die Heilungschancen. Dies müßte sich in der Todesstatistik doch eher in einer Abnahme der Krebsfälle auswirken!

Auch an dieser Stelle ist leider noch einmal ein bitteres Wort über die sogenannten Vorsorgeuntersuchungen nötig. Die Bezeichnung „Vorsorge" für diese Untersuchungen ist einfach irreführend; denn in Wirklichkeit handelt es sich lediglich um eine Früherfassung der Krebskranken. Man stellt fest, ob Krebs vorhanden ist oder nicht. Vorsorge aber müßte doch aus vorsorglichen Ratschlägen bestehen, um die Entstehung eines Krebses zu verhindern. Die Ursachen müßten genannt werden. Darüber fällt bei der Untersuchung zur Früherfassung kein Wort. Mit der Feststellung, es liege noch kein Krebs vor, wird der Untersuchte sogar in seiner Vorstellung bestärkt, seine bisherige Lebensweise sei richtig gewesen; denn er hat ja keinen Krebs bekommen. Diese Untersuchungen erzeugen lediglich ein trügerisches Gefühl der Sicherheit, etwas zur Krebsbekämpfung getan zu haben.

Eine ähnliche Gefahr ist in den vorbeugenden Röntgenuntersuchungen der weiblichen Brust zu sehen, der Mammographie. Nach der Arndt-Schultzschen Regel rufen schwache Reize eine Reaktion hervor, die derjenigen starker Reize genau entgegengesetzt ist. Diese Regel gilt auch für die Röntgenstrahlen. Kleinste Mengen erzeugen Krebs, große zerstören ihn. *Zwei derartige Untersuchungen erhöhen die Krebsanfälligkeit um das Doppelte.* Obwohl dies sogar in den amtlich angeordneten Strahlenschutzkursen gelehrt wird, nimmt die Zahl der Mammographien zu! Mammographien werden darüber hinaus als Routineuntersuchungen empfohlen. Zum Glück gibt es auch Stimmen, die darauf hinweisen, daß der Schaden häufiger Röntgenuntersuchungen größer ist als ihr Nutzen.

Der einzelne kann vorbeugend viel für sich tun. Die Grundlage ist wiederum eine gesunde Ernährung, frei von Fabriknahrungsmitteln. Die Lebensmittel sollten frei sein von chemischen Fremdstoffen und auf einem Boden gewachsen sein, der nicht einseitig mit Mineraldünger gedüngt ist, sondern biologisch und mit Kompost bewirtschaftet wird. Das Wasser sollte frei von chemischen Fremdstoffen sein. Täglich sollte etwas Nahrung in ungekochter Form als Frischkost gegessen werden. Wer dem Krebs vorbeugen will, darf nicht rauchen.

Außerdem wären Maßnahmen erforderlich, deren Verwirklichung dem einzelnen leider unmöglich sind: Eine giftfreie Umwelt kann er nicht aus eigener Kraft schaffen. Auch bei der Bereitstellung giftfreier, vollwertiger Nahrung ist er auf die Mithilfe der anderen angewiesen. Der einzelne ist außerstande, für eine Atmosphäre frei von radioaktiven Stoffen zu sorgen. Ja, nicht einmal eine ganze Nation ist fähig dazu. Jede Nation muß die Einwirkung von Giftstoffen, die eine andere produziert, auf das eigene Territorium hinnehmen. Sämtliche Bewohner des Ruhrgebiets sind gezwungen, die Luft zu atmen, die von einzelnen Firmen verunreinigt wird. Ein Nichtraucher muß die vom Raucher verpestete Luft in sich aufnehmen – die Beispiele lassen sich beliebig fortsetzen.

Der Staat hätte eine wichtige Aufgabe zu erfüllen

Soll daher die Krebsprophylaxe nicht allein dem Bemühen des einzelnen überlassen bleiben, müßten zunächst die Voraussetzungen dazu geschaffen werden. Wird dies aber nicht von vielen mit Nachdruck gefordert, wird nicht das geringste geschehen. Die Forderung nach gesünderen, krebsverhütenden Lebensbedingungen setzt geduldige Aufklärungsarbeit über die geschilderten Zusammenhänge voraus. Hier läge eine wichtige Aufgabe des Staates.

Die oft geäußerte Ansicht, beim Krebs spiele eine erbliche Komponente eine Rolle – es gibt Familien, in denen Krebs gehäuft vorkommt –, hat sich in großen statistischen Untersuchungen nicht bestätigt. Vergleichende Untersuchungen ergaben, daß unter den Verwandten von an Brustkrebs erkrankten Frauen die Krebshäufigkeit geringer als bei gesunden Frauen war. Bei anderen Krebsarten waren die Verhältnisse umgekehrt. Eine feste Regel läßt sich hier also nicht aufstellen.

Immer wieder wird die Frage gestellt, ob es Blutuntersuchungen gibt, durch die Krebs zu erkennen ist, ehe er klinische Erscheinungen hervorruft. Tatsächlich zeigt eine Reihe von Methoden mit relativ großer Wahrscheinlichkeit eine krebsverdächtige Stoffwechsellage an. Eine absolut sichere Methode, die eine andere Deutung ausschließt, gibt es jedoch bis heute nicht.

Obwohl also eine Fülle von Beobachtungen und Untersuchungsergebnissen dafür spricht, daß der Krebs keine örtliche, sondern eine Allgemeinerkrankung ist, wird der Krebs von vielen Vertretern der Lehrmedizin als eine rein örtliche Krankheit angesehen und dementsprechend nur örtlich behandelt.

Eine Geschwulstzelle in der Lunge, die sich zu teilen beginnt, benötigt 130 Tage, um auf einen Durchmesser von einem Millimeter heranzuwachsen. Bis zur röntgenologisch nachweisbaren Größe von einem Zentimeter Durchmesser sind viele Jahre nötig. Dies entspricht der klinischen Beobachtung, daß ein Raucher mindestens 20 Jahre rauchen muß, um Lungenkrebs zu bekommen. Auch die Entstehungszeit eines Vorsteherdrüsenkrebses wird mit 20 Jahren angegeben. Es ist kaum anzunehmen, daß in dieser ganzen Zeit das Wachstum der Geschwulstzellen ohne Rückwirkung auf den Stoffwechsel des übrigen Organismus vor sich geht, das heißt, daß die Geschwulstbildung ein rein örtlicher Vorgang bleibt.

Ist es durch unterlassene Vorbeugung erst einmal zur nachweisbaren Geschwulstbildung gekommen, so ist die möglichst frühzeitige operative Entfernung der Geschwulst eine absolute Notwendigkeit. Selbst wenn die Geschwulst mit Sicherheit durch Medikamente oder andere Maßnahmen zurückgebildet werden könnte, bedeutete es eine unnötige Belastung für den Körper, die zerfallenen Geschwulstmassen mit ihrer giftartigen Wirkung verarbeiten zu müssen. Ist die Geschwulst noch operativ entfernbar, muß man dem Organismus diese Hilfe angedeihen lassen. Dies ist um so notwendiger, als es noch keinen Weg gibt, der mit großer Wahrscheinlichkeit eine bereits vorhandene Geschwulst zur Rückbildung bringt.

Auf der anderen Seite ist es aber nicht zu verantworten, sich mit dem rein örtlichen Eingriff der Geschwulstentfernung zu begnügen in der Annahme, nun sei der Kranke geheilt. Hier zeigt sich die Gefährlichkeit der Vorstellung, Krebs sei nur ein örtliches Leiden. Das Schicksal des Operierten ist davon abhängig, ob es seine Stoffwechsellage erlaubt, ins Blut oder in die Lymphbahnen gelangte Geschwulstzellen zu vernichten, oder ob sie sich an anderen Stellen ansiedeln können und als Tochtergeschwülste, den sogenannten Metastasen, weiter wachsen können.

Bei jeder Krebserkrankung ist spätestens am Tag der Diagnose eine intensive innere Behandlung dringend erforderlich. Ihre Unterlassung wäre unverantwortlich, unabhängig davon, ob noch operiert werden kann oder nicht. Jeder Tag ist kostbar. Ist eine Operation noch möglich, so muß die innere Behandlung nach der Operation mit derselben Intensität und Energie fortgesetzt werden. Jedes Abwarten wäre sträflicher Leichtsinn, der das Leben kosten kann.

Auch wenn die nachweisbare Geschwulst operativ entfernt wurde, sind die bei der Vorbeugung angegebenen Maßnahmen als Behandlung nicht mehr ausreichend. Die biologischen Richtungen der Medizin haben eine große Zahl von unterstützenden Heilbehandlungen entwikkelt, die in manchen Fällen, frühzeitig angewandt, Hervorragendes leisten können. Die Behandlung dieser Kranken, eine der schwersten und verantwortungsvollsten Aufgaben, gehört in ärztliche Hand. Deshalb sollen die vielen Methoden und Möglichkeiten hier nicht angesprochen werden.

Durch die unverantwortliche Art, mit der

manche Illustrierten den Krebs als Sensationsobjekt herausstellen, wurde beim unbefangenen Leser der irreführende Eindruck erweckt, als sei das Krebsproblem so einfach, daß nur „das" Heilmittel, das neue Wundermittel entdeckt zu werden brauchte, um das Krebsproblem zu lösen. Glauben Sie diesen gefährlichen Unsinn bitte nicht! Bei zahlreichen nicht lebensgefährlichen Krankheiten erwartet niemand, daß es ein einziges Heilmittel gibt, das in allen Fällen hundertprozentige Sicherheit völliger Heilung bietet. Jedermann weiß, daß es beispielsweise keine Heilung der Zuckerkrankheit gibt, daß Zuckerkranke vielmehr zeitlebens bestimmte Ernährungsvorschriften beachten müssen, wenn es ihnen gut gehen soll. Nur bei der bösartigsten Krankheit, dem Krebs, wird erwartet, daß mit einer einzigen Methode alle Krebskranken garantiert geheilt werden können. Diese Vorstellung ist absurd. Es ist eine Verkennung des Krebses, zu glauben, die Vielfalt der zusammenwirkenden Ursachen (toxische Gesamtsituation) könnte mit *einer* Methode erfaßt werden.

Ist die Geschwulst so weit fortgeschritten, daß ihre vollständige oder teilweise Entfernung durch Operation nicht mehr möglich ist, so wird bekanntlich versucht, anstelle des Messers mit radioaktiven Strahlen die Geschwulstzellen zu zerstören. Diese Methode beruht auf der Erkenntnis, daß rasch wachsende Geschwulstzellen auf radioaktive Strahlen empfindlicher reagieren als gesunde, ausgereifte, in Ruhe befindliche Körperzellen. Man kann auf diese Weise die Geschwulstzellen mit einer bestimmten Strahlenmenge ausschalten, während die umgebenden gesunden Körperzellen erhalten bleiben.

Theoretisch scheint diese Behandlungsart ideal zu sein. In Wirklichkeit liegen die Verhältnisse komplizierter. Einerseits sind damit nur die Zellen in der Geschwulst selbst zu treffen, die bereits unsichtbar auf dem Blut- und Lymphwege verschleppten Zellen bleiben jedoch unberührt, eine Geschwulstaussaat ist also nicht zu verhüten. Andererseits wird das die Geschwulstzellen umgebende Gewebe zwar nicht zerstört, aber in seiner biologischen Abwehrkraft (Immunität) erheblich geschwächt.

Die Ausbreitung einer Geschwulst ist nicht nur von der Stärke ihrer Wachstumsneigung abhängig. Es kommt auch auf den Grad der Stoffwechselschädigung an und darauf, welchen Widerstand das umgebende gesunde Gewebe mit intakterem Stoffwechsel der Geschwulst entgegensetzt. Nun wird leider durch die Bestrahlung auch das umgebende Gewebe derart geschädigt, daß die Abwehrkräfte geschwächt werden.

Falls es mit der Bestrahlung nicht gelingt, das Geschwulstgewebe vollständig zu zerstören, macht sich die Schwächung der biologischen Abwehrkraft des umgebenden Gewebes und des Gesamtorganismus um so nachteiliger bemerkbar. Die sich nun entwickelnde Geschwulst spricht auf eine andere Behandlung weit weniger an. Die Chance der bestrahlten Patienten, durch eine biologische Ganzheitsbehandlung das Geschwulstwachstum günstig zu beeinflussen, ist erheblich geringer als die der nicht bestrahlten.

Auch die vielfach geübte vorbeugende Bestrahlung etwa nach einer Brustoperation hat mehr Nachteile als Vorteile. Ist es nicht gelungen, alle Geschwulstteile zu entfernen, so gilt das oben Gesagte. Ist aber die Geschwulst völlig entfernt, so ist eine örtliche Bestrahlung ohne Sinn. Die noch größere Gefahr der Bestrahlung liegt außerdem darin, daß der Kranke sich in dem trügerischen Glauben befindet, nun sei alles Notwendige getan, er müsse eben abwarten, ob er das Glück hat, daß in Zukunft alles gut geht, oder ob er das Pech hat, daß nach einiger Zeit ein Rückfall auftritt. Dies ist nicht eine Sache des Glücks oder Pechs, sondern abhängig von der Intensität der inneren Behandlungsmaßnahmen. Weder durch die Operation noch durch die Bestrahlung kann sich nämlich die krankhafte Stoffwechsellage ändern.

Gründliche Stoffwechseluntersuchungen an einer großen Anzahl von Krebskranken durch Professor Leupold haben im Gegenteil gezeigt, daß der Eingriff der Operation die Stoffwechsellage immer in ungünstiger Richtung beeinflußt. Es entsteht nach der Operation eine typische „Tumorkurve", wie sie für andere experimentelle Eingriffe, die geschwulsterzeugend wirken, kennzeichnend ist. Daraus ist zu schließen, daß gerade nach einer Operation und nach einer Bestrahlung eine besondere Neigung zu vermehrtem Geschwulstwachstum besteht. Das stimmt mit der klinischen Beobachtung überein. Eine Geschwulst kann durch Operieren „wild" werden. Für die Praxis bedeutet dies, daß gerade nach Eingriffen die innere Behandlung besonders intensiv den gestörten Stoffwechsel durch richtige Ernährung und andere biologische Maßnahmen zu beeinflussen versuchen muß.

Bei der Vielseitigkeit der Krebsentstehung ist es verständlich, daß es auch vielseitige Methoden der Krebsbehandlung gibt.

So weiß jeder erfahrene homöopathische Arzt, daß nach der operativen Entfernung der Krebsgeschwulst bei der Rezidivverhütung (Verhütung von Rückfällen) und zur Vorbeugung gegen Metastasen die Behandlung mit homöopathischen Mitteln eine wichtige Rolle spielt.

Similia similibus curentur (Ähnliches soll mit Ähnlichem geheilt werden). Dieser Grundsatz Hahnemanns kann im übertragenen Sinne auch für die ganzheitliche Krebstherapie mit Mistel angewendet werden.

Die Mistel „schmarotzt" auf Bäumen. Rudolf Steiner, Begründer der Anthroposophie, sah eine Parallele zwischen dem Krebs, der auf Kosten des Organismus lebt und der schmarotzenden Mistel, die ihre Nahrung aus der Wirtspflanze bezieht. Aufgrund seiner Beobachtungen und Anweisungen entwickelten seine Nachfolger das Medikament Iscador. Die Dosierung wird dem Krankheitsgeschehen entsprechend vorgenommen, das Mittel vorwiegend eingespritzt. Schon im Altertum wurden Geschwulsterkrankungen erfolgreich mit Mistel behandelt, da sie krebshemmende Stoffe enthält.

Vertreter etablierter Krebsforschung haben verständlicherweise kein Interesse daran, diese Therapie positiv zu bewerten, würde dies doch den Ruf der bisher als einzig gepriesenen Stahl-, Strahl- und Chemotherapie gefährden. Einfache, billigere Therapien, die weniger schaden, aber unter Umständen mehr nützen, wären eine ernsthafte Konkurrenz für die kostspielige Chemotherapie mit all den aufwendigen Apparaturen.

Iscador kann übrigens auch krebsvorbeugend angewendet werden. Daß es ein Wundermittel ist, hat niemand von den damit erfolgreich und gewissenhaft arbeitenden, ernst zu nehmenden Ärzten behauptet. Patienten, die „zu spät" kommen, können damit vielleicht aber überleben und zwar würdiger und länger als mit aggressiven und radikalen Methoden. Es ist als grobe Unterlassung zu bezeichnen, wenn die Medizin dieses Mittel nicht in ihre Therapie einbezieht, sondern sogar lapidar als wirkungslos abtut.

Die Zunahme der Krebserkrankungen ist erschreckend und geht parallel mit der Entwertung unserer Nahrung und der Vergiftung und Zerstörung unserer Umwelt.

Obwohl in den letzten Jahrzehnten weltweit Unsummen in mehrfacher Milliardenhöhe in die Krebsforschung gesteckt wurden, ist man praktisch keinen Schritt weitergekommen.

Anfang der 80er Jahre wurden in der Bundesrepublik Deutschland bereits mehr als 120 Millionen Mark jährlich allein für die Krebsforschung ausgegeben, dazu verschlang die Krebsbehandlung damals bereits mehr als 3 Milliarden

Mark jährlich. Der größte Teil dieser Beträge stammt aus dem Steuersäckel des braven Bürgers. Die Krebsrate ist drastisch gestiegen (besonders nach Tschernobyl 1986), entsprechend auch die Kosten.

„Den Löwenanteil an den bundesdeutschen Krebsforschungskosten verschlingt das Deutsche Krebsforschungszentrum (DKFZ) in Heidelberg ... Die Ausgaben ... schnellten allein in den Jahren 1976 bis 1978 von 47 auf 84,5 Millionen Mark, also auf beinahe das Doppelte. Diese Expansionspolitik ist noch keineswegs abgeschlossen" (Quelle: Die Krebsmafia, Christian Bachmann, Editions Tomek 1981).

Die Amerikaner geben dreimal soviel für die Krebsforschung aus, haben dadurch aber auch nicht mehr Erfolg erzielt.

Fachleute, die es wagen, an dieser lücken- und mangelhaften Forschung Kritik zu üben, werden geschasst. So der Physiker Fritz-A. Popp, der Arzt Dr. Issels oder der Kasseler Röntgenologe Prof. Dr. Ernst Krokowski. Letzterer ist Experte auf dem Gebiet der Metastasenbildung. Er bringt das gesamte Krebsdilemma auf *den* Punkt:

„Glaubte man im Ernst, mit solchen Kommissionen (Anm.: gemeint ist die Deutsche Forschungsgemeinschaft DFG) dem Krebsproblem echt näherzukommen? Ist es nicht vielmehr für die Schulmediziner Zeit einzusehen, daß sie mit ihrem Ziel der Krebsbekämpfung, den Krebsherd lokal anzugehen bzw. ihn zu entfernen, zwar das Bestmögliche geleistet, dabei aber den Krebs als Krankheit des Gesamtorganismus aus den Augen verloren haben? Wagt denn keiner ... auszusprechen, daß wir mit unseren derzeitigen Konzeptionen, Theorien, Behandlungsmethoden eine Grenze erreicht haben, die uns verpflichtet, andere Ideen, Gedanken und Ergebnisse zu prüfen, anstatt sie ex cathedra zu verdammen?"

Wechseljahre

Immer wieder werden die Wechseljahre als Ursache für die verschiedenartigsten Beschwerden angegeben, die nach Aufhören der Periode auftreten (können). Die Presseagenturen der Pharmaka-Hersteller dramatisieren die Situation entsprechend, um ihren Umsatz zu sichern. Es wird von „Wechseljahrsleiden“ gesprochen. Auch hier handelt es sich um einen Irrtum. Von Leiden kann keine Rede sein. Die Wechseljahre sind kein Krankheits-, sondern ein Zeitbegriff und liegen zwischem dem 45. und 55. Lebensjahr. Es ist der Lebensabschnitt, in dem die Frau nach Beendigung der Fortpflanzungsfähigkeit infolge Einstellung der Eierstockstätigkeit ein neues hormonelles und seelisches Gleichgewicht finden muß. Dieser Übergang in einen neuen Lebensabschnitt ist aber keineswegs zwangsläufig mit gesundheitlichen Störungen verbunden, genausowenig wie dies beim Übergang von der Säuglingszeit ins Kleinkindalter oder vom Kind ins Erwachsenenalter in der Pubertätszeit der Fall zu sein braucht.

So wie Kinderkrankheiten nicht mit den Kinderjahren zu erklären sind, können auch die

Krankheiten nach dem Aufhören der Periode nicht mit den „Wechseljahren“ erklärt werden. Dennoch werden fast alle Krankheiten der Frau, die vom 40. Lebensjahr ab auftreten, mit der Bemerkung „Es sind eben die Wechseljahre“ abgetan. So kommt es zu derselben Verschleierung der wahren Krankheitsursachen wie bei den sogenannten Alters- und Verschleißkrankheiten. Mit ihnen haben die „Wechseljahre“ gemeinsam, daß sie als unabwendbar und schicksalhaft angesehen werden und deshalb auch die Möglichkeit einer Vorbeugung überhaupt nicht in Erwägung gezogen wird. In Wirklichkeit gehören aber die meisten „Wechseljahrsbeschwerden“ ebenfalls zu den ernährungs- und lebensbedingten Krankheiten. Grundsätzlich besteht hier keinerlei Unterschied.

In den Wechseljahren ist die Zeit herum, die vergehen müßte, bis die zivilisatorischen Schädlichkeiten sich nach außen auswirken: der Zeitfaktor.

Der Ausbruch der Krankheitserscheinungen in den Wechseljahren ist dadurch erklärbar, daß der Austritt der Eierstöcke aus dem „Konzert der inneren Drüsen“ vom Organismus eine Anpassung an die neuen hormonellen Verhältnisse erfordert. Infolge der jahrzehntelang vorausgegangenen, schädlichen zivilisatorischen Einwirkungen ist der Organismus dieser Umstellung nicht gewachsen: Es kommt zum Ausbruch der krankhaften Wechseljahrserscheinungen, die sich auf jedem Organgebiet äußern können.

Bekanntlich erkranken in diesem Lebensabschnitt vor allem das Kreislaufsystem und die Bewegungsorgane. Dazu können Hitzewallungen, Schweißausbrüche, allgemeines Unwohlsein, Gereiztheit, Übergewicht, Verstimmungen auftreten. Für die Ursachen und die Behandlung gelten aber in den Wechseljahren im wesentlichen genau dieselben Grundsätze wie für die betreffenden Krankheiten, die außerhalb der Wechseljahre auftreten.

Das Nachlassen der Östrogenproduktion ist ein ganz natürlicher Vorgang. Selbst bei der Beschreibung dieser normalen Tatsache geht man von seiten der Medizin frauenfeindlich vor und spricht von Östrogen-*Mangel.* Man behauptet sogar, dieser „Mangel“ sei ein Irrtum der Natur, weil ursprünglich für Frauen gar nicht so ein hohes Alter vorgesehen war – so der österreichische Arzt und Hormonverfechter Dr. Johannes Huber.

Wird es nicht Zeit, daß jede Frau sich aus diesem Jahrtausende alten patriarchalischen System löst? Mit dieser Arbeit kann nur sie selbst beginnen, indem sie sich sachkundig macht (zum Beispiel durch dieses Buch!) und damit das Rüstzeug für grundsätzliche Entscheidungen selbst an der Hand hat.

Kaum eine Störung, die nicht sofort von der etablierten Medizin als hormonell bedingt erklärt wird. Was würde der Mann wohl dazu sagen, wenn alle seine Macken, Launen und Beschwerden unter Wechseljahrsbeschwerden und Hormonstörungen liefen. Er würde sich dies verbitten und einen derartigen Angriff auf sein potentes System (mit Recht) abblocken.

Die Arzneibehandlung durch künstliche Zufuhr der ausgefallenen Eierstockshormone kann zweifellos vorübergehend eine Linderung mancher subjektiv unangenehmen Beschwerden bringen, vor allem der oft lästigen Hitzewallungen. Wird die Verordnung kurzfristig durchgeführt und vom Arzt gewissenhaft überwacht, kann man sie vorübergehend als symptomatische Linderungsbehandlung bei unerträglichen Beschwerden gelten lassen. Sie ist aber parallel durch eine ganzheitliche Behandlung und Beratung sowohl im Ernährungs- wie im Lebensbereich abzulösen.

Der Reklamefeldzug für die Dauereinnahme dieser Hormonpräparate hat den erstrebten wirtschaftlichen Erfolg gebracht – besonders seitdem der „Frau ab 40“ zusätzlich das Schreckgespenst Osteoporose an die Wand gemalt wurde. Wer über diese perfekte Irreführung von Millionen Frauen Näheres erfahren möchte, sollte Band 16 dieser Buchreihe *Aus der Sprechstunde*, „Osteoporose – Dichtung und Wahrheit", emu-Verlag, lesen. Soviel sei gesagt, daß Osteoporose – falls die Diagnose überhaupt richtig gestellt wurde – nicht durch die Wechseljahre entsteht, wie interessierte Kreise gern weismachen möchten. Es handelt sich mit absoluter Sicherheit um eine rein ernährungsbedingte Zivilisationskrankheit, die sich – wie Arthritis oder Arthrose – im Bewegungsapparat abspielt. Es handelt sich nicht um eine Calcium- und Hormonmangelkrankheit, wie die Milch- und Pharmaindustrie und deren Vertreter glauben machen möchten. Es handelt sich allenfalls um eine Calciumverwertungsstörung, die wiederum Ursachen hat. Mit Hormonen hat diese Krankheit nicht das geringste zu tun. Da ihr jahrzehntelange Fehler in der Lebensführung vorausgehen, bevor sie sich bemerkbar macht, tritt sie etwa ab dem 40. Lebensjahr auf, fällt also zufällig mit den Wechseljahren zusammen. Ursächlich hat sie jedoch damit nichts zu tun. Lediglich der Zeitfaktor spielt dabei eine Rolle, also die lange Anlaufzeit.

Mit dem Lügengespinst Osteoporose wird

der „Frau ab 40“ gleichzeitig der „Witwenbukkel“ und das unweigerlich beginnende Greisenalter in Aussicht gestellt. Frauen sind demnach mit Beginn der Wechseljahre nicht mehr attraktiv, sexuell desinteressiert, geschlechtslose Wesen und widmen sich nur noch ihren Hitzewallungen, den Falten und der angeblich aufkommenden Torschlußpanik. Mit einem Wort: sie sind Auslaufmodelle.

Falls SIE dies noch gar nicht gemerkt haben sollte, wird es ihr durch entsprechende Meldungen aus jeder Frauen-, Boulevard- und Fachzeitung beigebracht.

In keinem einzigen Fall ist es bisher gelungen zu beweisen, daß das (schlechte oder gute) Befinden einer Frau ausschließlich mit dem veränderten Hormonspiegel zu tun hat. Dies wird lediglich von der Pharmaindustrie behauptet und, da bei Verabreichung von Hormonen manchmal Besserungen auftreten, als *sicher* angenommen. Leider tuten auch die meisten Ärzte in dasselbe Horn.

Es wird auch verschwiegen, daß sich nur ein verhältnismäßig geringer Prozentsatz der Frauen in der Bundesrepublik im Klimakterium mit Hormonen behandeln läßt (ca. 6%). Dies beunruhigt die Pharmaindustrie, gibt es doch mehr als 18 Millionen Frauen, die 45 Jahre und älter sind. Sie gilt es zu überzeugen, daß sie ohne Zufuhr künstlicher Hormone ihr körperliches, hormonelles und seelisches Gleichgewicht gefährden. Es kann einfach nicht sein, daß sie keinen Leistungsabfall haben, sich rundum wohlfühlen, ja daß sogar das intime Beisammensein mit ihrem Partner eine erfreuliche Angelegenheit ist. Viele Patientinnen berichten, sie seien nach Ausbleiben der Periode hingabefähiger und freier, weil die Angst vor einer Schwangerschaft nicht mehr vorhanden sei.

Der Hormonrummel für die „Frau ab 40" entstand in den 60er Jahren in Amerika. Damals machte der Amerikaner Wilson darauf aufmerksam, daß man Beschwerden im Klimakterium durch Östrogene günstig beeinflussen könne. Er propagierte diesen Stoff als reinen Jungbrunnen. Millionen amerikanischer Frauen fielen darauf herein. Das böse Erwachen gab es zehn Jahre später: eine signifikante Zunahme von Gebärmutterkrebs bei den mit diesen Hormonen behandelten Frauen. Man war daraufhin allerdings der Hormontherapie nicht etwa abgeneigt, sondern fand heraus, daß die Beigabe von Gestagenen das Risiko herabsetzen könne. Allerdings führte dies nun wiederum zu unerwünschten Blutungen. Aber frau läßt ja mit sich machen. Die Pharmaindustrie hat sie fest im Griff.

Prof. Dr. H. Kopera, Hormonforscher: „Tierversuche stützen die Vermutung, daß Östrogene auch auf das psychische Leben einwirken. Hinweise für derartige Wirkungen beim Menschen sind aber oft ungenügend belegt oder fehlen noch vollends."

Mit steter Regelmäßigkeit wird jedoch auf Kongressen und Pressekonferenzen verkündet, daß von den „vorher zahlreichen Bedenken nach sorgfältigster Prüfung *kaum* etwas übriggeblieben sei". Und angeheuerte Professoren raten ihren Kollegen ungeniert, sie sollten häufiger als bisher „das tun, was wir Ärzte auch sonst jeden Tag tun – die Natur korrigieren", so Prof. Dr. Christian Lauritzen, Ulm.

Man geht sogar so weit, den Östrogenen einen Schutz vor Krebs und Herzinfarkt zu attestieren. Merkwürdig. Die Beipackzettel der Hersteller verkünden das Gegenteil. Die Zunahme von Krebs bei Frauen ist nicht von der Hand zu weisen.

Es wird den Frauen Angst gemacht. Rundum. Angst aber ist ein schlechter Ratgeber, steigert jedoch den Umsatz der hormonproduzierenden Pharmafirmen erheblich. Von einem gesundheitlichen Vorteil für die Frau kann auf Dauer keine Rede sein, denn an der hormonellen Umstellung kommt sie doch nicht vorbei, und ebensowenig kann sie die physiologischen Altersvorgänge durch künstliche Hormongaben aufhalten und damit ewige Jugend erreichen.

Faltenfrei alt werden?

Dafür lassen Firmen sich etwas einfallen und Frauen (auch Männer) fallen darauf herein. Der Traum von der ewigen Jugend läßt die Kosmetikbranche blühen. Die ersten grauen Haare werden mit Entsetzen wahrgenommen. Und nun wird getönt und gefärbt, ohne Rücksicht darauf, ob auch dem Gesicht die Farbe paßt. Es entstehen Kontraste von Platinblond, Taubenblau bis Rabenschwarz, die fast lächerlich und aufgesetzt wirken, weil die Falten und Fältchen sich diesem Image nicht angepaßt haben.

Das Haar ist mit dem lebenden Organismus über Haarkanal und Haarwurzel eng verbunden. Die Kunstfarbe gelangt auf diesem Weg auch in den Körper. Schon vor Jahren fand man bei Frauen, denen die Gebärmutter entfernt wurde, Farbpartikel in der Muskulatur der Gebärmutterwand wieder.

Nicht nur die Haare müssen herhalten, sondern auch Gesicht und Körper. Das Auftragen von Tinkturen, Wässern, Packungen, Salben und Cremes wirft die Frage auf, warum die Haut sich unter diesem chemischen Einfluß noch nicht aufgelöst hat. Genausowenig wie die minderwertige Margarine ohne chemische Vorgänge hergestellt werden kann, ist dies der Kosmetikbranche bei ihren Schönheitsmitteln möglich. „Ohne Konservierungsstoffe“ bedeutet *nicht* „frei von Chemie“. Der krebserregende Stoff Formaldehyd wurde in „harmlosen“ Duschgels und Schampoos gefunden.

Die plastische Chirurgie erlebt ebenfalls Hoch-Zeiten. Da werden Lidkorrekturen vorgenommen, Tränensäcke beseitigt, Bauch- und Hüftspeck abgesaugt, der Busen (silikon-) vergrößert oder verkleinert, die Nase gemeißelt, insgesamt geliftet, so daß man Mühe hat, die Betreffenden danach wiederzuerkennnen. Das Lächeln wird bei den neu Gestylten buchstäblich zur Zerreißprobe, denn das Gesicht bietet eine Fülle von Mißbildungsmöglichkeiten, und die Scharlatane unter den frei praktizierenden „Schönheitschirurgen“, die für einen neuen Gesamteindruck bis zu DM 30000,– und mehr kassieren, sterben nicht aus.

Rund 180 Millionen Mark geben Deutsche pro Jahr für Schönheitsoperationen aus. Die Produzenten all der Wässerchen und Tinkturen frohlocken über einen jährlichen Umsatz von 14 Milliarden Mark. Übrigens: auch Männer in großer Zahl lassen sich messerscharf modellieren! Ein teures Blutbad auf der drohenden

Glatze nehmen sie gern in Kauf, wenn dafür ein paar kümmerliche Haarfetzen hergezeigt werden können. Der Umsatz der Männerkosmetik steigt.

Was geht aber in einer Frau vor, die die Spuren, die das Leben nun mal hinterläßt, auslöschen möchte? Da Falten sich am liebsten im Gesicht plazieren (obwohl an anderen Körperteilen genügend Platz wäre), ist sie bereit, notfalls ihr Gesicht zu verlieren. Damit bekennt sie sich nicht mehr zu sich und ihrer ganz persönlichen Geschichte. Die Angst vor Liebesverlust dürfte dabei eine große Rolle spielen. Was aber ist eine Beziehung wert, in der der Grad der Zuneigung von der Anzahl der Falten abhängig ist?

Nachfolgender Hilferuf erreichte uns im Januar 1993:

Sehr geehrter Herr Dr. Bruker,

seit Jahren verwende ich die ... -Kosmetik von einer Schönheitsfarm am ... und habe bisher gedacht, dies seien „natürlichere" Produkte als von manchem großen Kosmetikhersteller.

Nun habe ich vor einigen Wochen ein neues Produkt gekauft, eine getönte Tagescreme, mit folgenden Inhaltsstoffen (es steht leider nur in Englisch darauf – warum wohl?):

Water, Propylene Glycol, Caprillic/Capric Triglyceride, Mineral Oil, Desamide Collagen, Talc, Stearic Acid, PEG-2Stearate, Lanolin, Petrolatum, Ceteareth-20, Sorbitol, Octyl Methoxycinnamate, Avocade Oil, Cetyl Alcohol, Dimethicone, Ceteareth-12, Magnesium Aluminium Silicate, Triethanolamine, BHT (and) Ascorbyl Palmitate (and) Citric acid, Preservants, Fragrance.

Anfangs habe ich diese Creme nicht regelmäßig benutzt und bin deshalb nicht darauf gekommen, daß diese Ursache für eine plötzlich aufgetretene Reaktion meiner Gesichtshaut ist. Erstmals vor ca. 6 Wochen war die Haut nur im Gesicht heiß und gerötet (abends) und am Morgen etwas geschwollen, heißer und röter und juckte. Ich ließ die Creme weg ... nach ein paar Tagen war der Spuk vorbei. Da ich mich mit Frischkost ernähre und mehr Citrusfrüchte aß, dachte ich, daß diese die Ursache wären, als eine Woche später die Haut wieder reagierte und diesmal heftiger. Die gesamte Gesichtshaut wurde heiß und rot, spannte und juckte. Über Nacht war die Gegend um die Augen stark angeschwollen. Ich aß keine Citrusfrüchte mehr, ließ aber auch die Creme weg, nach ein paar Tagen war es wieder besser.

Nach einer weiteren Woche (wir waren eingeladen), habe ich die Creme morgens aufgetragen, und abends fing die Haut bereits wieder zu jucken an, schwoll über Nacht wieder an, dieses Mal verstärkt um die Augen herum.

Nachdem sich die Haut nach drei Wochen wieder erholt hatte, wollte ich mir die Gewißheit holen, daß diese Creme die Ursache sei und verwendete sie nun am letzten Freitag ein „letztes" Mal, denn die Wirkung war verheerend: Bereits am Nachmittag zeigten sich vereinzelt rote Flecken, die Haut begann zunehmend zu spannen und wurde immer heißer, und ich spürte meinen Pulsschlag im Gesicht ... ich reinigte die Haut wie üblich mit einer Reinigungsmilch, wusch sie gründlich mit Wasser ab und wartete der Dinge, die da kommen würden. Und es kam schlimm, denn schon nach einer weiteren Stunde war die Haut stark geschwollen, besonders um die Augen, und am Morgen war das gesamte Gesicht zur Unkenntlichkeit verschwollen. Ich konnte mit Mühe aus den Augen sehen.

Die Reaktion der Haut ist etwas zurückgegangen und heute (1 Woche später) ist mein Gesicht noch etwas heiß, wenig geschwollen, nur unter den Augen sind noch zwei „Wassersäcke" sichtbar, die etwas bräunlich sind. Die

Haut ist gerötet ... spannt im ganzen Gesicht, ist trocken und beginnt sich zu schuppen.

Ich habe somit meine Lehre bekommen und würde nun gerne Ihrem Rat folgen und mit der „Schmiererei" aufhören.

Ein Kommentar erübrigt sich.

Frei nach Hermann Hesse möchte man sagen: Und jedem Alter wohnt ein Zauber inne!

Wir wissen von dem, was das Leben ausmacht, sehr wenig. Aber daß wir endlich sind, daß unser Leben eines Tages zu Ende geht, das wissen wir ganz gewiß. *Unser Leben währet siebzig Jahre, und wenn's hoch kommt, so sind's achtzig Jahre ...* (90. Psalm). Und da bringen ein paar Falten Panik? Die Natur meint es gut. Sie erinnert auf diese Weise ganz allmählich daran, daß wir nicht Dauergast sind auf dieser Erde. Zu diesen sanften Mahnern gehören eben auch die Wechseljahre. Sie sagen deutlich: ein Lebensabschnitt ist vorbei, ein neuer beginnt. Dieses letzte Drittel des Lebens kann voller Überraschungen und Lebensfreude sein. Die Torheiten der Kindheit und Jugend liegen hinter uns, die Erfahrungen des mittleren Lebensalters ebenfalls, nun können wir abgeklärt aus dem Vollen schöpfen und anspruchsvoll, klar und gefiltert mit uns selbst umgehen, uns dem, was wir als wesentlich erkannt haben, zuwenden.

Viele Wechseljahrsbeschwerden sind lebensbedingt. Zu diesem Zeitpunkt sind die Kinder normalerweise aus dem Haus. Die Frau, bisher über Jahre vielleicht „nur“ Hausfrau und Mutter gewesen, hat den Anschluß an den früheren Beruf verpaßt, oder sie ist mit dem eventuell ausgeübten Beruf nicht mehr einverstanden, hat aber nicht den Mut, sich neu zu orientieren. Die Rückkehr in den Beruf ist für eine Frau ab 40 erschwert, ja fast unmöglich. Sie gehört nicht mehr dazu.

Dazu kommt, daß der Mann vielleicht eine ähnliche Krise (auch er kommt in die Wechseljahre) durchlebt. Beide merken eventuell, daß von der ehemaligen Liebe gar nicht so viel übriggeblieben ist ... und und und ... es kriselt jedenfalls. Sie stehen mit leeren Händen da. Dieses Loch wird oft mit sinn-, rast- und ruhelosen Tätigkeiten gestopft, um die Angst vor der Zukunft beiseite zu schieben.

Altwerden und Alt-sein-dürfen war früher etwas Würdevolles. Heute kümmert sich die Hormonindustrie auch darum. Die hormonelle Behandlung gegen Alterserscheinungen ist bereits in Arbeit. Diesmal handelt es sich nicht um ein Geschlechtshormon, sondern um das Wachstumshormon Somatostatin. Allerdings wird es diesmal nicht an Frauen, sondern an Männern ausprobiert, denen ein Verjüngungseffekt um 10 bis 20 Jahre in Aussicht gestellt wird.

Die Angst vor dem Altwerden läßt jeden Unfug zu, und sollte es Kopf und Kragen kosten.

An der Frage nach der Sinnfindung kann frau/man(n) sich jedoch nicht vorbeidrücken. Es wird Zeit, Bilanz zu ziehen – auch Zwischenbilanz, in jedem Alter. Wenn nicht jetzt, wann denn?

Eine echte Partnerschaft zeigt gerade in schwierigen Lebensabschnitten, was sie aushält. Sie klammert Gefühle nicht aus. Sie hält den anderen nicht auf Sparflamme. Sie läßt Freude zu. Sie liebt das Positive aus dem anderen heraus. Sie gibt Freiheit und macht frei.

Was wissen Frauen wirklich über die Gefühle ihrer Männer/Partner – und umgekehrt? Was darf frau vom Mann erwarten? Wir befragten dazu Dr. Mathias Jung. Der Gestalttherapeut und ehrenamtliche Leiter des „Männerbüro Düsseldorf" arbeitet in unserem Zentrum für Gesundheit und ganzheitliche Lebensweise, Taunusblick 1, in 56112 Lahnstein.

Was darf frau vom Mann erwarten?

Ein Gespräch mit dem Psychotherapeuten Dr. Mathias Jung

Du führst in Dr. M. O. Brukers „Zentrum für Gesundheit und ganzheitliche Lebensweise" in Lahnstein neben Frauen- und gemischten Gruppen Männer-Selbsterfahrungsseminare und Einzelsprechstunde durch und bist Leiter des „Männerbüro Düsseldorf". Bei dem Wort „Männerbüro" habe ich den Begriff „Frauenhaus" im Kopf, also eine Art Zufluchtsort. Ist es das?

Wie die Männerbewegung, die ihren Ausgang vor rund dreißig Jahren in den USA nahm, ein Reflex auf die Frauenbewegung darstellt, so ist wohl auch der Name „Männerbüro" eine Art nachträglicher Analogiebildung zum „Frauenhaus". Wobei mir die unglückliche Wortbildung Männerbüro tiefenpsychologisch verräterisch auf die Arbeitsbesessenheit des Mannes, seine Selbstdefinition durch berufliche Leistung, hinzuweisen scheint. Die Berliner Männer haben ihr Männerbüro schöner und frecher „Manege" getauft. Tatsächlich bietet das Männerbüro etwas wie Zuflucht: Verständigung unter Männern, Rückzugsort männlicher Selbstbesinnung, „Cleanwerden" von der „Droge Frau". Die meisten Männer – diese Erfahrung mache ich immer wieder als Therapeut in Männergruppen – hängen an der Frau wie der Junkie an der Nadel. Sie emanzipieren sich keinen Augenblick von der Mammi, von der Freundin, von der Frau zu sich selbst.

Das geht soweit, daß die Mehrheit der Männer – hochspezialisierte Ingenieure, Kaufmänner, Ärzte, Anwälte, Theologen, Geisteswissenschaftler – nicht in der Lage sind, einen Haushalt zu führen, ja auch nur zu kochen. Ich bin immer wieder sprachlos, wieviele Frauen zum Beispiel, wenn sie in Kur gehen, ihren Männern vier Wochen vorkochen, das Essen einfrieren und mit Filzstift dem Mann den Tag fürs Auftauen markieren! Natürlich üben Frauen damit gegenüber dem „Baby" Mann auch handfeste Macht aus. Aus dieser Symbiose, diesem kleiner-Junge-sein, dieser totalen Bemutterung und emotionalen Infantilität müssen Männer dringend heraus. Aber nicht in stupide Männerbünde vom Stammtisch bis zur schlagenden Verbindung, sondern in neue, emanzipierte, kluge und gefühlsstarke Männerzusammenhänge.

Was hat Dich dazu bewogen, in die Männerarbeit zu gehen?

Ich wußte, als ich zum ersten Mal, mit zähneklappernder Ängstlichkeit übrigens, eine Männergruppe besuchte, überhaupt nicht, was ein Mann ist. Ich kann nicht Skat klopfen, Fußball spielen, kräftig rülpsen, mich prügeln, Zoten erzählen. Ich hasse Krieg und Bundeswehr. Ich bin lieber freundlich und diplomatisch, wie ich es als kleiner Junge meiner Mutter, einer warmherzigen großartigen Ärztin, abgeschaut habe. Also bin ich wohl kein Mann, sondern eine Memme, dachte ich und denunzierte das Weibliche, die „anima" (C. G. Jung), in mir. Da meine Eltern sich scheiden ließen, als ich sechs Jahre alt war, und meine Mutter keine Männerbindung mehr einging, wuchs ich praktisch ohne Vater auf. Kein Mann hat mich, wie der „Eisenhans" in Grimms gleichnamigem Märchen, ins Mannsein initiiert. Ich war ein zarter Junge, ein Bettnässer und Daumenlutscher; hinter lächelnd freundlicher Maske ein depressives Kind, das in der siebenjährigen Verbannung eines Jesuitenkollegs eine geschlossene Männergesellschaft schlimmster, militarisiertester und idiologisch totalitärster Art erlebte, erduldete, erlitt. Seit dieser Zeit hatte ich Angst vor Männern, vor meiner eigenen brutalen Rasse. Im Kolleg wurde ich von Männern geschlagen. Es war mir verboten, einen Arm um meinen Freund Andreas zu legen. Alles was sanft, zuwendend, zärtlich war, bezeichneten die katholischen Priester, selbst arme neurotische Teufel, als „schwul".

Da ich als Erwachsener – und da bin ich ein ganz typisches, alltägliches Mannsbild – allen Männern mißtraute, das Männliche mißachtete, konnte ich mich selbst als Mann nicht akzeptieren, nicht liebhaben. Ich lief, hinter der strahlenden Aura eines ewigen Jünglings, mit tiefen männlichen Minderwertigkeitskomplexen herum. Eigentlich, so meinte ich, ist jede Frau besoffen, die dich liebt. Du bist doch als Mann so häßlich, so eckig, so grau. Deshalb habe ich gearbeitet wie ein Wahnsinniger, um schlau, erfolgreich und wohlhabend zu werden und so die weibliche Anerkennung zu gewinnen und mich gegenüber den Männern als Rivale siegreich zu behaupten. Meine Organminderwertigkeit, mit Alfred Adler zu sprechen, habe ich mit akademischer Intelligenz und exzessiver Belesenheit überkompensiert. Mit Männern ein brüderliches Verhältnis der Solidarität und Freundschaft, der Faszination und Berührung einzugehen, solche Gedanken blitzten gelegentlich als Sehnsucht in mir auf, aber ich spaltete sie schnell in den Keller meines Unbewußten ab. Auf die Dauer hat mich das in die Krise geführt. Mitte der 80er Jahre war es dann soweit: Eine „midlife crisis“ drückte mich ins depressive Loch – ich ging in Therapie und in die Männergruppe. Beides zusammen hat mich wieder lebendig gemacht.

Was erfuhrst Du von und unter Männern, was Du von Frauen nicht lernen konntest?

In der Männergruppe lernte ich über meine Männerängste, Männerdefizite zu sprechen. Ich entdeckte, wie schön Männer sind, die ihr Herz aufmachen. Ich lernte, endlich auch Männer gern zu haben, Nähe, Zuwendung, Umarmung, Freundlichkeit von ihnen zu holen. Kurz, endlich mit Frauen und Männern in ein ausgewogenes „Stoffwechselverhältnis“ einzutreten, von der „Droge Frau“, wie der Männertherapeut Wilfried Wieck („Männer lassen lieben“) sagt, herunterzukommen. Bis dahin wollte ich alle Zärtlichkeit und Liebe dieser Welt ausschließlich von meiner Frau. Was für eine Überforderung für sie! Das kann die stärkste Frau nicht leisten. Außerdem wußte ich nicht, was Zärtlichkeit ist. Ich wollte, wie so viele Männer, mit meiner Frau immer nur ins Bett. „Du willst immer nur das eine, Du denkst immer nur an Deinen Schwanz", kritisierte meine Frau oft gekränkt, „streicheln, liebevoll beieinanderliegen, das Gesicht massieren oder Ähnliches – das kennst Du überhaupt nicht." Wie recht sie hatte!

Wie unerlöst sind wir Männer oft! In der Männergruppe lernte ich auch wieder etwas Wichtiges. Einen Freund zu gewinnen. Eine männliche Freundschaft zu pflegen, mir, wie das Füchslein zum kleinen Prinzen sagt, einen Freund zu zähmen, ihn mir mit viel Zeit vertraut zu machen. Wenn ich heute in einer Lahnsteiner Männer-Selbsterfahrungsgruppe die Frage an die Runde richte „Wer von Euch hat einen richtigen Freund?", dann wird es meist traurig still. Wenn von einer vierzehnköpfigen Gruppe zwei einen Freund haben, dann ist das schon ein kleines Wunder. Dabei sind es alles gute, liebenswerte Männer. Und alle haben sie selbstverständlich als Jungen einen Freund besessen. Haben ihn heiß geliebt, den großen Indianerschwur mit ihm geraucht, die Welt erkundet, erste sexuelle Erfahrungen mit ihm ausgetauscht, sich beschützt und emotional behütet! Wie befand doch Horaz: „Nichts stelle ich, wenn ich gesunden Sinnes bin, einem zärtlichen Freund gleich."

Seit anderthalb Jahren sind Deine Männer--Selbsterfahrungsseminare bei uns ständig ausgebucht. Was treibt die Männer zu Dir? Ist es die Flucht vor der Frau?

Unter den Mittelschichtsmännern – also nicht in der Arbeiterschaft oder im konservativen großbürgerlichen Milieu vom Chefarzt bis zum Unternehmer – wächst die Bereitschaft, die eigene Männerrolle, die Sozialisationsdefizite und Gefühlssteppen, anzuschauen und zu korrigieren, in den letzten Jahren signifikant. Das Ganze hat sowohl eine negative als auch eine positive Seite. Negativ sehen sich die Männer zunehmend gezwungen, auf die selbstbewußteren Frauen zu reagieren.

Der idealtypische Männerphilosoph Nietzsche behauptete noch: „Das Glück des Mannes heißt: ich will. Das Glück des Weibes heißt: er will." So ein frauenfeindlicher Kalauer würde heute selbst das Niveau der unsäglichen Büttenreden des „Mainz wie es singt und lacht" unterbieten! Mittelschichtsfrauen sind heute – im Gegensatz etwa zu den Frauen der 50er Jahre – gut ausgebildet, verdienen selbst und sind selbstbewußt. Die Mehrzahl aller Scheidungen wird von Frauen beantragt. Frauen lassen sich nicht mehr so viel gefallen. Seit über zwanzig Jahren haben die Frauen in der Frauenbewegung und ihren unzähligen kräftigen Ablegern gelernt, weibliche Zusammenhänge zu begreifen, Opferrollen abzustreifen, sich zu wehren. Seitdem die Frau mit der Pille den Samen des Mannes neutralisieren kann, hat er sogar die Kontrolle über seine Fruchtbarkeit verloren!

Ein Mittelschichtsmann, der heute noch versucht, die Pascha- oder Machorolle zu spielen, gerät daher in höllische Auseinandersetzungen mit seiner Frau oder Freundin. Es ist kein Zufall, daß die meisten Männer deshalb in unsere Männergruppen kommen, weil, ich formuliere das einmal in der ruppigen Männersprache, die „Alte" nicht mehr will. Weil sie „motzt", Widerstand macht, sich sexuell verweigert, qualifizierte Ansprüche an den Mann stellt, ihm den Dreißigjährigen Krieg erklärt, wenn er nicht endlich die Haus- und Kinderarbeit ernsthaft teilt.

Männer reagieren auf weiblichen Widerstand?

Seit dreißig Jahren! Das Hausmütterchen kommt nur mehr in alten Heinz-Erhard-Klamotten vor, die fordernde Partnerin löst die „Mutti" ab. Tatsächlich sind Männer aber immer noch nicht bereit, Haushaltspflichten und

Kindererziehung *konkret* auf sich zu nehmen. Das Deutsche Institut für Wirtschaftsforschung stellte 1990 in einem Bericht fest, daß sich auch das Engagement der heutigen jüngeren Männer weitgehend auf die „lustvollen“ Tätigkeiten, nämlich das Spielen mit den Kindern, beschränkt. Einkaufen, Kochen, Putzen, Waschen und Bügeln dagegen betrachten sie wie ihre Großväter mehr oder weniger doch als Aufgabe der Partnerin.

Diese ganze männliche Abwehr, und dazu zählt auch die Weigerung männlicher Beamter, Erziehungsurlaub dort, wo er geboten wird, für sich in Anspruch zu nehmen und das gemeinsame Kind zu betreuen, diese Männerbockigkeit provoziert schärfsten Zoff mit den Frauen. Männer müssen lernen, Macht und Privilegien abzugeben, tief in die Scheiße in den Windeln hineinzulangen. Genau das wollen sie partout nicht. Das werten sie als „Weiberkram“ ab. Das ist ja öffentlich nicht angesehen. Wer zu Hause kocht und Kinder aufzieht, der arbeitet ja angeblich nicht ...

Positiv wiederum begreifen viele Männer die Herausforderung der modernen, selbstbewußten Frau als einmalige historische Chance. Sie wollen kein Muttchen, aber auch keine gehirnamputierte Sexbombe à la Jane Mansfield mehr, sondern eine gescheite, selbstverdienende und spannende Partnerin, eher also den Typus Meryl Streep. Eine weibliche protestantische Bischöfin wie Frau Jebsen in Hamburg löst doch mehr aus als die ganze Rotte muffiger männlicher Schwarzröcke. Eine aktive berufstätige Frau erlöst den Partner ja auch von der unbarmherzigen Männerfron lebenslanger Arbeit rund um die Uhr. Das Leben ist schwer genug. Wieviel schöner ist es, sich diese Last zu teilen. Männer leiden doch an der Überforderung ihrer Männerrolle – bis zum Herzinfarkt und statistisch wesentlich früheren Tod!

Der schreibende Chauvi Joachim H. Bürger („Mann, bist Du gut!") charakterisiert emanzipierte Frauen als lediglich besonders raffinierte Ausbeuterinnen. „Das Thema Gleichberechtigung", behauptet der Düsseldorfer Manager, „hat jedoch besonders die jungen Frauen infiziert, die darin eine erstklassige Möglichkeit sehen, ihre Bequemlichkeit zu intensivieren". Deiner Meinung nach ist dagegen ein Mann mit einer emanzipierten Frau bestens beraten?

Der US-Psychiater Herb Goldberg feiert in seinem Männerklassiker „Der verunsicherte Mann" die emanzipierte Frau als „Gottesgeschenk"! Meine eigene Frau ist Richterin. Sie verdient mehr als ich. Das ist doch eine phantastische Chance nicht nur für sie als Frau, sondern auch für mich als Mann. Allerdings ist meine Frau auch keine Sekunde lang finanziell auf mich angewiesen. Sie ist damit gegen jegliche potentiellen Erpressungsversuche meinerseits gefeit. Der Männertheoretiker Prof. Walter Hollstein hat diesen positiven Umschwung in seiner Repräsentativ-Befragung deutscher Männer Anfang der 90er Jahre wissenschaftlich erhärtet („Die Männer – vorwärts oder zurück"). Die Situation im Lager der männlichen Orientierungskrise läßt sich grob so quantifizieren, schreibt Hollstein: „Die Veränderungsfraktion macht 30 Prozent der deutschen Männer aus, die Widerstandsfraktion 20 Prozent und die Fraktion der Zauderer 50 Prozent."

Das also treibt Männer negativ und positiv in die Lahnsteiner Selbsterfahrungsgruppen. Aber sie kommen nicht, um zu schimpfen, sondern ihre Not zu fühlen, der Krise ihrer Männlichkeit Veränderung gegenüber zu setzen und ein neues, solidarisches Verhältnis zu ihren Frauen zu erspüren und zu realisieren. „Ein Mann", so notierte noch 1949 Simone de Beauvoir in ihrem feministischen Jahrhundertwerk „Das andere Geschlecht", „ein Mann käme gar nicht auf den Gedanken, ein Buch über die besondere Lage zu schreiben, in der sich innerhalb der Menschheit die Männer befinden". Das stimmt nicht mehr: Überall schießen Männerbücher wie Pilze nach dem Regen aus dem Boden, und einige tausend Männergruppen haben sich in der Bundesrepublik gebildet. Das ist erfreulich. Männer bewegen sich, halb gezwungen, halb freiwillig. „Lüftet lieber selbst rechtzeitig den Arsch", sage ich ihnen immer, „sonst fallt Ihr drauf!"

Besprechen die Männer mit Dir Probleme, für die sie zu Hause kein offenes Ohr finden?

In erster Linie! So wie Frauen in Frauengruppen ureigene, intime Probleme ansprechen, für die sie Frauen als Adressaten brauchen, so sind Männer dankbar, endlich offen, das heißt ohne Rücksicht, Scham und Aggressionshemmung, ihre Nöte, Wut, Sehnsucht artikulieren zu können: Ihre Trauer, ihre Geilheit, ihre sexuellen Phantasien, ihre Potenzängste, ihre Zärtlichkeitsbedürfnisse, ihre Bedürftigkeit, ihre Überforderung im Beruf, die verdammte Alltagsrivalität, ihre nachlassende Gesundheit, ihre Todesangst, ihr vielfältiges Suchtverhalten vom Rauchen übers unkontrollierte Trinken, unmäßig oder gesundheitsschädigend Essen bis zum Workaholic-Dasein, ihren Hunger nach der

Wildheit, dem Unvorhergesehenen, Unkonventionellen, Partnerelend und Partnerglück. Männer verstehen sich – nicht anders als Frauen unter sich – sofort und spontan untereinander.

Die eigene Frau ist oft der denkbar ungeeignetste Mensch, das Problem des Mannes zu verstehen und umgekehrt. Die Anstöße müssen von außen und von anderen Männern kommen. Meine Frau kann mir tausend Mal sagen: „Du machst immer zu, wenn ich mit Dir über Seelisches sprechen will." Ich sperre mich reflektorisch zu. Höre ich das Gleiche zum ersten Mal aus dem Mund einer Männergruppe, kann ich es besser annehmen. Männer sprechen zum Beispiel – man kann das anstößig finden oder nicht – oft nur bei Prostituierten ihre verborgenen sexuellen Wünsche aus („Schätzchen, wie hättest Du's gerne"), zu Hause stecken sie in einer Schonhaltung oder Brüderchen-Schwesterchen-Beziehung zu ihrer Frau oder im „Hotel Mamma". Wen wunderts dann, wenn die Sexualität nicht klappt – mit dem Schwesterchen oder dem Mütterchen schläft man ja halt auch nicht, und auf der Intensivstation einer Schon-Ehe hat der Sex wirklich nichts zu suchen.

All diese heiklen Sachen kommen bei mir in der Männergruppe, aber auch in der Einzelsprechstunde, ungeniert zur Sprache. Männer sind dann, und das möchte ich einmal zu ihren Gunsten sagen, mutiger, unverklemmter, drastischer als Frauen, die ja eine Jahrtausende alte Geschichte der weiblichen Körperverteufelung und des wehrlosen Opferstatus internalisiert (verinnerlicht) haben. Ich finde es immer wieder hinreißend, wenn Männer endlich ihr Schweigen brechen und ihre stupende Energie, die sie sonst in die Karriere investieren, für sich verwenden. Das sind dann wahre Wiedergeburten. Aus guten Therapien, Männer- und Meditationsgruppen kommen Männer wundersam enthärtet, lebendig und beziehungsfähiger heraus. Männer müssen mit Männern über das Mannsein, beziehungsweise ihre verkorksten Vorstellungen darüber, sprechen. Ich meine: Frauen, hört auf, Therapeuten Eurer Männer sein zu wollen!

Bei der Benennung unseres Buchtitels „Reine Frauensache" sagte ein Bekannter: „Dieses Thema ist mir unheimlich." Macht die Frauenbewegung, um eine Formulierung unserer Lahnsteiner Frauenpsychologin Dr. Maria Theresia Jung zu gebrauchen, „die Frau, die sich frei fliegt", den Männern Angst?

Ja. Gewaltig. Als meine Frau zum ersten Mal in eine Frauengruppe ging, dachte ich. „Aha, jetzt spricht sie über dich. Sagt, was du für ein Saftsack bist. Kommt aufgehetzt zurück. Will alles ändern. Vielleicht verläßt sie dich auch." Ich hatte Angst, Angst vor allem, verlassen zu werden. Später habe ich dann die Wahrheit des alten Therapeutenworts erfahren: „Da, wo die Angst ist, gehts entlang." Männer tun gut daran, da nicht zu mauern, nicht in die prohibitive Angst zu gehen, wenn ihre Frauen aufbrechen, sondern sich selbst auch auf den Weg zu machen.

Wenn in einer Partnerschaft einer oder eine von beiden sich nicht weiterentwickelt, die „Sprache der Seele" nicht erlernt, dann tritt Sprachlosigkeit und Entfremdung ein. Auf die Dauer scheitern solche Beziehungen oft. Der eine sagt: „Ich kann nicht mehr so wie bisher." Der andere sagt: „Ich will nicht dorthin, wo du hin willst." Damit schlägt er oder sie *die* Chance des Lebens aus – sich weiter zu entwickeln, zu häuten. Der Philosoph Nietzsche sagte einmal: „Eine Schlange, die sich nicht häutet, stirbt." Wie viele Männer und Frauen laufen gerade in der Beziehung als Tote, als lebende Zombies herum.

Entwicklung ist das Urgesetz des Lebens. Hermann Hesse schreibt in seinem tröstlichen

Gedicht „Stufen“: „Es muß das Herz bei jedem Lebensrufe / Bereit zum Abschied sein und Neubeginne / Um sich in Tapferkeit und ohne Trauern / In andere, neue Bindungen zu geben. / Und jedem Anfang wohnt ein Zauber inne / Der uns beschützt und der uns hilft zu leben.“

Was ist den Männern am Feminismus unheimlich?

Daß Frauen ihre Interessen vertreten! Daß es den veränderungswilligen Männern an den Kragen geht. Daß männliche Privilegien der Haushaltsfaulenzerei und Kinderabstinenz aufgegeben werden müssen. Daß Macht geteilt werden soll. Warum haben wir bis heute noch keine Bundeskanzlerin, keine Bundespräsidentin, keine Päpstin, keine DGB-Vorsitzende, keine Bundesbankpräsidentin, keine Deutsche Bank-Vorsitzende? Keiner gibt gerne Macht ab, Männer schon gar nicht.

Den Feminismus ernst zu nehmen, den Argumenten einer Alice Schwarzer, Benoîte Groult („Salz auf unserer Haut“) oder Irmgard Hülsemann („Ihm zuliebe“) respektvoll zuzuhören, das hieße doch, sich selbst in Frage stellen zu lassen. Dabei leiden Männer selbst an ihrer Rolle – wie die überlebten spätmittelalterlichen Ritter an ihren schweren Rüstungen! Männer kommen mir in ihrer sozialpsychologischen Rolle wie Neurotiker vor. „Der Neurotiker“, so besagt eine psychiatrische Beobachtung, „zieht sein bekanntes Unglück dem unbekannten Glück vor“. Den alten, kräftezehrenden, unwürdigen Geschlechterkampf, den kennt der Mann. Das Glück eines symmetrischen, gleichberechtigten Verhältnisses zwischen Mann und Frau scheut er. Deshalb muß dem Mann fast jedes Stück Gleichberechtigung mit Gewalt unter dem Hintern hervorgezerrt werden.

Aber das bedeutet doch viel Streit?

Auf jeden Fall. Den Frauen wird nichts geschenkt – und guten Beziehungen auch nicht. Eine kraftvolle Liebe ist kein romantisches Alpenglühen, sondern beinharte Beziehungsarbeit. Beziehung ist ein Kunstwerk. Dafür müssen wir arbeiten wie ein Ochse, aber auch die Kunst der Streitkultur erlernen.

Ich selbst konnte überhaupt nicht konstruktiv streiten. Ich war konfliktscheu wie ein Lämmchen, oft feige. Streiten kannte ich von meinem Mutterhaushalt nicht, wohl aber Gekränktsein, beleidigte-Leberwurst-spielen, depressive Erpressung und andere defensiv wirkende, in

Wahrheit hochaggressive Psychoinszenierungen. Meine Frau hat streiten in ihrer ersten Ehe lernen müssen. Sie hat mit mir um vieles gestritten – das Kochen, die Vorhänge abnehmen, die Betten abziehen, das Klo putzen, rechtzeitig Vorräte kaufen, wenn im Wochenturnus meine Kochwoche dran war. Da konnte sie nicht weiblich sanft bleiben, sondern mußte die wütende Fratze zeigen. Mußte die Angst aushalten, daß ich zu einer anderen – möglichst einem „jüngeren Modell" – abhaue. Heute bin ich Katharina dankbar. Sie hat mir das Streiten beigebracht. Jetzt kann ich auch mal zurückschreien, wenn ich sie als nörgelig oder kleinkariert empfinde. Das reinigt die Luft. Da fühle ich mich, und sie nimmt mich wahr. Was heißt denn Aggression lateinisch ursprünglich anderes, als energisch auf einen anderen zugehen, ihm Grenzen deutlich machen, die innere Gestimmtheit glasklar auszudrücken.

Na, na, na – ist es denn altmodisch, sich nach Beziehungen zu sehnen, in denen Worte wie Liebe, Zärtlichkeit, Vertrauen, Barmherzigkeit, Hingabe großgeschrieben werden? Beziehungen, in denen sich keiner beweisen und abstrampeln muß, sondern nur einfach sein darf?

Das ist sozusagen die Kehrseite der Emotionalität und erlaubten Aggressivität. Ich habe im Augenblick einen Sauzorn auf Dich *und* ich liebe Dich. Diese Kopula „und“ ist unendlich wichtig. Ich darf gerade dem oder der Liebsten gegenüber unverfälscht Ich sein, ohne gleich befürchten zu müssen, seine/ihre Liebe zu verlieren. Je mehr eine Liebesbeziehung das Unausgesprochene, Ängstigende, das verdrängt Feindselige sichtbar und verschwindbar macht, umso ozeanischer können Zärtlichkeit, Vertrauen, Barmherzigkeit, Hingabe fluten. Der Schweizer Psychotherapeut Jörg Willi hat ein herrlich konstruktives Buch „Was Paare zusammenhält“ über dieses Abenteuer lebenslanger Partnerarbeit geschrieben.

In paartherapeutischen Situationen erlebe ich es immer wieder als eine Sternstunde, wenn Mann und Frau sich – oft unter Tränen – ihren Respekt, ihre Dankbarkeit und tiefe Verwiesenheit aufeinander gestehen. Wohl gemerkt, *nachdem* sie sich, mit meiner Hilfe, rückhaltlos ihre Enttäuschungen, die Fallen ihres alltäglichen ehelichen Dschungelkampfes, ihre gegenseitigen Kränkungen, kindlichen und erwachsenen Sehnsüchte angeschaut haben.

Werden nicht oftmals diese unerfüllten kindlichen Sehnsüchte und Ansprüche an den Partner herangetragen, die er nicht erfüllen kann?

Das ist einer der kardinalen Konflikte in fast jeder Beziehung. Man nennt dieses Phänomen auch die „unausgesprochenen faulen Verträge“. Da denkt die Frau: „Du mußt mir rund um die Uhr der verwöhnende, sanfte, nicht-fordernde Vater sein, der mir in der Kindheit so schmerzlich gefehlt hat.“ Der Mann meint: „Ich will in Dir wieder so eine symbiotische Mamma, so eine Mutterglucke haben, wie ich sie einst besaß.“ Anstatt zu lernen, sich selbst zu bemuttern und zu bevatern, bürdet jeder dem anderen eine unlösbare Aufgabe auf. Der andere „soll die Heilung des“ inneren Kindes bewirken. Das kann er nicht. Und eben diese falsche Erwartung, diese projektive Selbsttäuschung führt dann nach einigen Jahren zur grausamen Enttäuschung. Hier entscheidet sich dann, ob jeder von beiden nachreift und beide in der Lage sind, eine mündige Liebe zu entwickeln, in der sie sich Mann und Frau, aber nicht väterliche und mütterliche Komparsen sind. Der große Stuttgarter Paartherapeut Hans Jellouschek hat dieses Drama unerledigter Kindheitswünsche an die Erwachsenenbeziehung in seiner Märcheninterpretation „Der Froschkönig“ ebenso ergreifend wie witzig erhellend analysiert.

Liebe ist also eine Hohlform, die wir konkret zu füllen haben?

Ja, umso mehr, als die Sucht nach Liebe der Fundamentalismus der Moderne ist. Alle wollen lieben und geliebt werden. Die Bundesrepublik ist ein einziges Laboratorium der Gefühle. Ich kenne die neuesten Zahlen nicht. Aber bereits 1989 lag die Zahl von Frauen und Männern in nichtehelichen Lebensgemeinschaften der Altrepublik bei drei Millionen. In meiner Kindheit, ich bin Jahrgang 1941, war eine „wilde Ehe“ noch ein Schimpfwort. Heute sind alle Formen des Zusammenseins möglich, von der „Ehe ohne Trauschein“ bis zur „Wochenendbeziehung“. Die Individuen selbst, die zusammenleben wollen, werden nach Beobachtung des Soziologenpaares Beck-Gernsheim, „mehr und mehr die Gesetzgeber ihrer eigenen Lebensform, die Richter ihrer Verfehlungen, die Priester, die ihre Schuld wegküssen, die Therapeuten, die die Fesseln der Vergangenheit lockern und lösen. Aber auch die Rächer, die Vergeltung üben an erlittenen Verletzungen. Liebe wird eine Leerformel, die die Liebenden selbst zu füllen haben“ (Beck-Gernsheim, Das alltägliche Chaos der Liebe).

Liebe, meinst Du, braucht von Zeit zu Zeit Hilfe von außen?

Ja. Komisch, unseren Wagen geben wir zum TÜV und lassen selbstverständlich jährlich die Winterinspektion vornehmen. Nur unsere Beziehung lassen wir wie eine alte Mülldeponie vor sich hinrotten. Und das soll gut gehen? Besonders wir Männer beenden dann lieber, unter entsetzlichen Schmerzen, eine langjährige Beziehung, um schnellstens in die nächste Liebe zu rennen. Wir begreifen nicht, daß wir dabei den ganzen schweren Rucksack unserer alten Lebensmuster und krank machenden Regieskripte mit uns schleppen...

Nachdem die großen Ereignisse, Ehe – Kinder – Autos – Hausbau – Reisen, stattgefunden haben, laufen sich viele Beziehungen tot. Man kann sicher nicht nach einem allgemeinen Rezept fragen. Aber wie sollten neue Veränderungen in Gang gesetzt werden?

Indem man die Ehe lüftet. Luft in diese oft lebenslängliche Doppelzelle hineinläßt. Viele Ehen, so spüre ich es immer wieder bei der therapeutischen Arbeit, haben einen muffigen, abgestandenen Kerkergeruch. Mann und Frau sind sich abwechselnd mißtrauisch beäugender Gefangener und Kerkermeister. Spätestens in der Kur bricht dieser Haftvollzug dann auf. Es beginnen dann die meist so armseligen, zeitlich begrenzten, aber erschütternd sehnsuchtsvollen „Kurschatten"-Episoden.

Ehe und Liebe ist eben nicht allein eine dyadische (Zweier-)Beziehung, sondern polymorph. Sie muß die Poren öffnen für das Draußen, für die Begegnungen mit anderen Menschen, Jüngeren auch. Sie sollte jedem einzelnen optimal viel Freiraum für Entfaltung geben. Warum muß eigentlich ein Ehepaar immer und unter allen Umständen gemeinsam in den Urlaub? Warum muß jeder Abend gemeinsam miteinander verbracht werden? Warum dürfen beide nur gemeinsame Freunde haben? Warum können die Neigungen und Interessen nicht unterschiedlich sein? Warum ist es gleich eine Katastrophe, wenn sich einer der Partner einmal verliebt? Warum engagieren sich viele Paare nicht sozial, politisch oder kulturell? Dann hört auch einmal das auf, was die alten Griechen die „Omphalophilie" nannten, die verdammte Liebe zur Nabelschau! Die einzigen Garantien für die Liebe sind, wenn es überhaupt Garantien gibt, Entwicklung, Lebendigkeit, Offensein für die Welt. Keine Angst vor Nähe – eher ein Männerproblem, aber auch Freude an der Distanz – eher ein Frauenproblem. Der libanesische Dichter Khalil Gibran läßt in seinem Poem „Der Prophet“ den Weisen so verblüffend unorthodox über die Ehe reflektieren: „Stehet beieinander, doch nicht zu nahe beieinander: / denn die Säulen des Tempels stehen einzeln, / Und Eichbaum und Zypresse wachsen nicht im gegenseitigen Schatten.“

Sprechen „Deine“ Männer, die in die Gruppenarbeit kommen, offen darüber, wenn sie Frauen Gewalt angetan haben?

Leider ganz, ganz selten. Das ist eines der großen Tabus in unserer Gesellschaft. Frauenschläger, Vergewaltiger und Kinderschänder kommen zwar zunehmend vors Gericht, aber nur in Ausnahmefällen erhalten sie die Chance einer Therapie. Als wir vom Düsseldorfer Männerbüro das Projekt des ersten NRW-Therapiezentrums für sexuelle Gewalttäter vorlegten – die Kosten für zwei Diplompsychologen, Geschäftsführer, Räume waren vergleichsweise lächerlich –, winkten Kommune, Land und Bund desinteressiert ab. Lieber nehmen sie all das Elend hin, das Männer Frauen zufügen.

Die Zahlen sind ja erschreckend und für uns Männer beschämend: Jährlich werden allein in der Alt-Bundesrepublik vier Millionen Frauen, laut offizieller Studie „Gewalt in der Familie“ (1989), von ihren Männern mißhandelt. Die Spirale männlicher Brutalität macht auch vor dem sogenannten Intimbereich nicht halt: Pro Jahr werden hierzulande 20000 Anzeigen wegen sexueller Gewalt erstattet – die realen Zahlen schätzen die Frauenhäuser etwa 13(!) mal so hoch. Die Zahl der von erwachsenen Männern sexuell mißbrauchten Mädchen liegt nach Schätzung von Prof. Lutwin Beck, Direktor der Universitäts-Frauenklinik in Düsseldorf, zwischen 150000 und 300000. Gewalt kann sich auch subtiler, nämlich finanziell, äußern: Jede dritte ledige Mutter bekommt vom Kindsvater keinen Unterhalt, bei geschiedenen Frauen knapp jede zweite. Nach einer Allensbach-Umfrage bekennen 75 Prozent der befragten Frauen, sie würden lieber als Mann zur Welt kommen. So schwierig empfinden sie die Rolle der Frau in der Männergesellschaft...

Als „reine Frauensache“ wurden Empfängnisverhütung und Schwangerschaft über Jahrhunderte behandelt. Was tut der „neue Mann“ in dieser Hinsicht? Ist er wirklich bereit, zu planen und Rücksicht zu nehhmen?

Nach meiner Beobachtung: herzlich wenig. Männer, die sich, wenn sie keine Kinder mehr wollen, den Samenstrang durchtrennen lassen, sind so selten wie Trüffel. Die Kondome können noch so bunt und lustig sein – die meisten Männer benutzen sie nicht, nicht einmal bei außerehelichem Geschlechtsverkehr, wo die Möglichkeit einer AIDS-Infektion besteht. Die meisten Männer, die ich nach der Schwangerschaftsverhütung befrage, antworten, wenn sie ehrlich sind, etwa so: „Ich gehe davon aus, daß die Frau die Pille nimmt. Das ist doch deren Problem." Frauen sollen also pflegeleicht und sexuell verfügbar sein. Entschließt sich eine Frau zur Abtreibung, dann bildet oft die mangelnde Akzeptanz des Mannes zu Partnerschaft und Kind den Hintergrund. Auch die Trauer um ein abgetriebenes Kind lassen die wenigsten Männer zu. Trauer ist überhaupt so ein männliches Tabu.

Können Männer sich überhaupt in die Lage einer Frau versetzen, die machtlos brutaler Männergewalt ausgeliefert war?

Im allgemeinen nicht. Ich selbst zum Beispiel muß alle meine Phantasie mobilisieren, um die Angst einer Frau in einem nächtlichen Autoparkhaus oder auf einer verlassenen Straße nachzuempfinden. Diese Angst kenne ich als Mann einfach nicht. Das schlimmste Gefühl ist bestenfalls, daß mir einer die Brieftasche abknöpft – na und, dann schlägt er mich noch lange nicht gleich tot! Außerdem bin ich kräftig, kann laut schreien und schnell laufen – der andere Mann ginge ein beträchtliches Risiko ein. So etwas wie die entsetzlichen Massenvergewaltigungen bosnischer Frauen durch die Serben dreht mir den Magen um – wir wollen von Lahnstein aus ein ganz klein bißchen Hilfe für diese Frauen organisieren –, aber diese Art von Gewalt ist meinem Männerkörper nicht engrammiert und meiner sozialen Seele fremd.

Männer verfallen häufiger dem Alkohol, dem Nikotinmißbrauch, den harten Drogen. Männer sterben früher und an typischen Männerkrankheiten. Wie kommt das?

Der bereits erwähnte amerikanische Männerforscher Herb Goldberg äußert in seinem Werk „der verunsicherte Mann“ den „Eindruck, daß sich der heutige Mann zu sehr mit den Maschinen identifiziert, die er geschaffen hat, und selbst seinen Körper schon als eine seiner mechanischen Kreationen betrachtet. Er behandelt seinen Körper, als sei er ein Zusammenschluß von

‚Einzelteilen', die, wie beim Auto, einzeln behandelt und repariert werden müssen." Ein Mann, beobachtet Goldberg, definiert seine Männlichkeit ausschließlich negativ. Ich bin als Mann umso männlicher:

je weniger Schlaf ich benötige,
je mehr Schmerzen ich ertragen kann,
je mehr Alkohol ich vertrage,
je weniger ich mich darum kümmere, was ich esse,
je weniger ich jemanden um Hilfe bitte und von jemandem abhängig bin,
je mehr ich meine Gefühle kontrolliere und unterdrücke,
je weniger ich auf meinen Körper achte.

Das männliche Fazit ist entsprechend schauerlich: Männer sterben statistisch sieben Jahre früher als Frauen. Männer bringen sich dreimal so häufig um wie Frauen. 90 Prozent aller Gefängnisinsassen sind Männer. Vier- bis fünfmal häufiger sterben Männer an Bronchitis und der verdrängten Angstkrankheit Asthma als Frauen. Doppelt so viele Männer sterben an Bluthochdruck, Leberzirrhose, Raucherkrebs als Frauen. Herz- und Gefäßkrankheiten sind vorrangig Männerkrankheiten. Das sogenannte starke Geschlecht darf nach eigenem Verständnis nicht schwach sein. Es manövriert sich eben mit dieser Verdrängung in die strukturelle Schwäche. Männer gehen weniger zum Arzt als Frauen, weil sie ihre Verletzlichkeit nicht annehmen mögen. Was wären sie dann ohne all diese Kraftbolzerei – Menschen, nichts als Menschen!

„Ich bin nie krank" – das ist einer der typischen hahnebüchenen Männersätze. Ich habe ihn selbst früher schwachsinnig oft strapaziert. Auch Tod und Endlichkeit verdrängen wir Männer gerne und gerieren uns als „ewige Jünglinge". An diese Seite des Mannes ist schwer heranzukommen. Ob in der Erziehung, in der Schule, der Arbeit oder der Öffentlichkeit – den Männern muß mit allen Mitteln der Aufklärung und des moralischen Drucks klargemacht werden, daß die maskuline Rolle der alleinigen Dreifaltigkeit von Status, Erfolg und Macht die Krankmacher Charakterpanzer und Gefühlsstau enthält. Wer als Mann immer noch den Infarkttyp des starken Mannes von Franz Joseph Strauß bis Genscher anbetet, dem empfehle ich, gelegentlich das „Enthüllungsbuch" von Janice Halper, „Stille Verzweiflung. Die Wahrheit über erfolgreiche Männer", zu lesen. Bei seiner Beschäftigung mit der „Herzinfarkt-Persönlichkeit" fiel dem – heute emeritierten – Gießener Psychosomatiker Prof. Horst-Eberhard Richter bereits vor Jahren schon auf, daß sie „ziemlich exakt mit dem Idealbild des supermännlichen Mannes der Leistungsgesellschaft übereinstimmt: So sieht der energiegeladene, ehrgeizbesessene Tatmensch aus, der sich durchsetzt und nirgends kleinkriegen läßt." Nur durch den Herzschlag. In der Leichenhalle kann er dann über den Totschlagsatz nachdenken „Indianer weinen nicht"!

Männer kommen letztlich auch an der Frage des Lebenssinns, ihrer Endlichkeit und spirituellen Hungers nicht vorbei. Das hat nichts mit Frömmelei oder christlicher Zeltmission zu tun. Deshalb beabsichtigen wir, ab 1994 im „Dr. Max Otto Bruker Haus" auch für Männer Seminare wie „Der Mensch lebt nicht vom Brot allein" anzubieten. Der Mann, der sich nicht entweder spirituell oder humanistisch oder schöpfungsgeschichtlich geborgen fühlt, fällt aus dem Lebendigen heraus.

Männer sind oft so gußeisern. Sie fressen, saufen, kettenrauchen oder schuften ihr Leid und ihre Bedürftigkeit jahrzehntelang in sich hinein, bis die Seele den Zusammenbruch somatisiert. Als Mann erbarmt mich das Leid meiner Geschlechtsgenossen. Dr. Max Otto Bruker und ich werden diesen Zusammenhang von Mann & Krankheit im nächsten emu-Band „Reine Männersache" ausführlich erörtern.

Wie soll ein menschliches Verhältnis zwischen den Geschlechtern erreicht werden – durch politische Regelungen oder eine Wende im Denken? Im Geiste der Nächstenliebe etwa, wie es Eugen Drewermann in seinen Büchern entwickelt?

Ich glaube, wir müssen auf beiden Ebenen agieren. Einmal ist es kompromißlos wichtig, die Gleichberechtigung und materielle Gleichstellung der Frau knallhart gesetzlich und realpolitisch durchzusetzen. Es gibt, so viel wir auch privat herummurksen, keine individuellen Lösungen mehr. Die Zukunftsform der Familie ist, wie die Soziologie prognostiziert, die „dual-career family": Mann und Frau sind beide erwerbstätig und teilen sich Hausarbeit und Kindererziehung. Die Notwendigkeit „aktiver Vaterschaft" müssen wir daher gesetzlich garantieren: Vaterschaftsurlaub nach der Geburt, Vaterurlaub bei Kinderkrisen. Im schwedischen Modell kann der Mann Vaterurlaub nehmen, bis das Kind sieben Jahre alt ist. Kurz, Frauenförderung und Männerförderung bilden eine untrennbare Einheit. Die Disziplin Männerforschung gehört wie Frauenforschung an Universitäten und medizinischen und psychologischen Einrichtungen institutionalisiert. Das Mannsein muß Gegenstand sozial-psychologischer, ethnographischer und medizinisch epidemiologischer Untersuchungen (Männerkrankheiten in unterschiedlichen Zivilisationen!) sein. Insgesamt gilt ein Sachverhalt: Nur was Gesetzeskraft hat, was durchführbar und einklagbar ist, was Steuerrecht und curricular in Kindergärten und Schul- und Studienplänen fixiert ist, wird von Männern, vielleicht anfänglich unter Wutgeheul, geachtet.

Ich finde, die Frauenquotierung ist ein wichtiger Schritt in diese Richtung. Wir können auch lang über die Emanzipation der Frauen schönreden, solange noch Millionen geschiedener Frauen mit Kindern und Rentnerinnen am Rande der sozialen Armut herumkrebsen. Der männlichen Gewalt in der Familie und auf dunklen Straßen muß die Generalmobilmachung erklärt werden. Das ist hochpolitisch. Da müssen Frauen und mit ihnen solidarische Männer den Politikern, Kirchenmännern, Unternehmern und Verwaltungskadern auf die Finger schauen. Der andere Kampf und die alltägliche Liebesanstrengung findet in unseren Köpfen und Herzen, in der Partnerschaft, Familie, in den Klassenzimmern und am Arbeitsplatz statt. Das ist die große Herausforderung, die uns ins dritte Jahrtausend begleitet.

Darüber geraten sich selbst renommierte Männerforscher in die Haare. Als ich 1990 in Berlin ein Streitgespräch zwischen Prof. Dr. Walter Hollstein und Dr. Dr. Wilfried Wieck, zwei gelehrten Herren also, moderierte, konstatierte Wieck: „Die Männer werden nie freiwillig die Macht abgeben. Sie werden dazu von den Frauen gezwungen werden müssen. Die Machtfrage wird allein durch den Ungehorsam und die Verweigerung der Frauen entschieden." Walter Hollstein ging diese Position zu weit. „Ich finde es falsch", konterte er, „auf die Veränderung der Männer nur durch weiblichen Druck zu setzen. Veränderung wird nur durch eigene Einsicht und Leidensdruck in Gang gesetzt." Hollstein drastisch: „Die Männer sind nicht einfach alle veränderungsunwillige Arschlöcher." Hoffen wir es.

Unzweifelhaft ist, was Walter Hollstein in seiner Männer-Pflichtlektüre, dem Werk „Nicht Herrscher, aber kräftig. Die Zukunft der Männer", mit existentiellem Ernst zur Sprache bringt: „Für den Mann von heute gibt es nur eine Alternative: seine Veränderung als Garantie für eine tragfähige Zukunft oder seinen Untergang – kollektiv in der ökologischen oder atomaren

Katastrophe, individuell in zunehmender Unzufriedenheit, Streß, Krankheit und frühzeitigem Tod. Insofern ist männliche Veränderung gleichbedeutend mit Leben."

Was darf frau vom Mann erwarten? Ich meine etwas Einfaches und doch für ihn Mühevolles: Daß Mann Mensch wird. „Ich will dir ein Geheimnis verraten", gesteht der Titelheld in Albert Cohens weltliterarischer Männer-Romantrilogie „Solal", „es ist leicht, männlich zu sein, es ist schöner, menschlich zu sein".

Eintauchen in eine neue Daseinsform

Vielleicht kann man die Liebe überhaupt als eine Erfahrung beschreiben, die das Gefühl erzeugt, gemeinsam und unwiderruflich in eine neue Daseinsform einzutauchen, in der es kein Empfinden, keinen Gedanken, keinen Wunsch mehr gibt, der nicht aus diesem übergreifenden Erfahrungsraum einer wesenhaften Einheit und Verwiesenheit aufeinander entspringen würde, – eine Art neuer Geburt, ähnlich der Verschmelzung zweier Zellen am Anfang des individuellen Lebens.

In jedem Falle besteht die Liebe darin, das Wesen des anderen als ganzes, *weit mehr als im einzelnen schon erkennbar, zu mögen und zu wollen – der andere* darf *gewissermaßen gar nicht anders sein, als er ist; er ist in sich ein vollendetes Kunstwerk, an dem nichts hinzuzufügen oder wegzunehmen ist,* – diese *Erfahrung bewirkt offenbar immer wieder, daß alles in der Seele eines Liebenden auf die Schönheit der Geliebten auch von sich her in der Weise von Poesie und Dichtung antworten möchte, und sie ist es auch, die aus der Liebe stets ein religiöses Erlebnis absoluter Dankbarkeit für das Dasein und die Wesensart des anderen macht.*

Eugen Drewermann
Quelle: Zeiten der Liebe, Herder

Diesen Text haben wir Maria Theresia Jung noch warm aus der Hand gerissen, unmittelbar nachdem sie ihn auf unserer Lahnsteiner Frühjahrstagung im März 1993 vorgetragen hatte. Wir ließen ihr keine Zeit, ihn noch einmal zu überarbeiten, da der Drucktermin drängte. Warum das? Wir finden, daß wir unseren Leserinnen und Lesern dieses „Zeitdokument" nicht vorenthalten dürfen, das bei dem Tagungspublikum so gezündet hat.

Mädchen 2000
Erleichterungen und Erschwernisse des Frauseins am Ende dieses Jahrhunderts in Deutschland

Dr. Maria Theresia Jung

Sehr geehrter Herr Dr. Bruker,
liebe Ilse Gutjahr, liebe Anwesende,

1. Einige frauenpolitische Daten

12. November 1918: *Frauenwahlrecht* in Deutschland. Noch im Mai hatten die Junker, Industriellen und die militärische Aristokratie im preußischen Abgeordnetenhaus das gleiche Wahlrecht für alle mit großer Mehrheit abgelehnt. Der Ausbruch der Revolution am 9. November zwang die Herren dazu.

An diesem Tag schreibt die berühmte Frauenrechtlerin und Kämpferin für das Frauenwahlrecht Minna Cauer in ihr Tagebuch: „Abdankung des Kaisers, Ausbruch der Revolution. Meine Wohnung fast erstürmt von Menschen – ich bleibe zu Hause. Ich bin freudig erschüttert, habe nur die Hände am Abend gefaltet und die Tränen sind mir über die Wangen gelaufen. Traum meiner Jugend, Erfüllung im Alter! Ich sterbe als Republikanerin. Eine Erschütterung geht durch die Welt, wie sie nie gewesen ..." Soviel nur zum Herzblut, das eine der vielen vergessenen Vorfahrinnen in dem Frauenkampf vergossen hat.

Unser Mädchen 2000, nennen wir sie Miriam, weiß davon sicher nichts. Sie ist etwa 1982 geboren und wird, wie viele Jugendliche, vermutlich die Jungbürgerfeier im November 2000 „ätzend" finden, mit der in den Kommunen die Volljährigkeit und Wahlberechtigung unserer Achtzehnjährigen zu feiern versucht wird. Daß sie als Frau wählen kann, bedeutet ihr nichts Besonderes.

Ein weiteres frauenpolitisches Datum, etwa zur Mitte dieses Jahrhunderts: *1945 das Grundgesetz!*

Was weißt Du, Miriam, vom Artikel 3, Absatz 4: „Männer und Frauen sind gleichberechtigt?" Von den „Vätern" des Grundgesetzes wirst Du in der Schule sicher hören. Daß es 4 „Mütter" waren, die ihre ganze Kraft und Energie gegen die sogenannten „Väter“ mobilisieren mußten, um den Gleichberechtigungsartikel durchzusetzen, wer wird es Dir vermitteln? Wer wird Dir die deprimierende Absurdität dieses Frauenkampfes vor Augen führen, wo denselben Frauen das Recht auf Gleichberechtigung vorenthalten werden sollte, die während des 2. Weltkrieges und danach alle Männer- und Wiederaufbauarbeit geleistet hatten?

Wer wird Dir von Elisabeth Selbert, *der* Mutter des Gleichberechtigungsartikels erzählen? Ich kenne nur wenige Lehrerinnen und Lehrer, die das tun ...

Wer wird Dir das Jahr *1958* frauenpolitisch erläutern, Miriam? Ja, erst 8 Jahre später, also 1958 *hat das Bundesverfassungsgericht einen Schlußpunkt gesetzt* gegen die Versuche, diesen Gleichberechtigungsartikel wieder abzuschaffen. Wenn Deine eigene Mutter vor 1958 geboren ist, ist sie als rechtlich nicht gleichberechtigte Frau auf die Welt gekommen!

1993, Miriam, wird vielleicht das dritte große frauenpolitische Datum dieses Jahrhunderts werden? Das wiedervereinte Deutschland muß sich eine *neue Verfassung* geben, darin liegt die große Chance für uns Frauen! Vermittelt Dir, dem jungen Mädchen, jemand diese Hoffnung, hörst Du in Deiner Umgebung überhaupt etwas davon? Ob es gelingen wird, den Gleichberechtigungsartikel „Männer und Frauen sind gleichberechtigt“ endlich auszufüllen? Zum Beispiel mit der Formulierung „Der Staat hat Bedingungen zu schaffen, die geeignet sind, die tatsächliche Gleichstellung von Frauen und Männern in allen Bereichen der Gesellschaft herbeizuführen. Dabei sind *Maßnahmen zur Förderung von Frauen zum Ausgleich bestehender Ungleichheiten zulässig*“. Ob das gelingen wird? Miriam, das ist wichtig für Dich, Du könntest über die Quotierung einen Rechtsanspruch auf eine gute Stelle geltend machen. Du könntest schwanger werden, Kinder aufziehen, mit oder ohne Mann, und zeitenweise Deine Berufstätigkeit unterbrechen oder reduzieren und trotzdem dadurch nicht in die jetzige Spirale der schlechteren Berufstätigkeiten geraten! Vielleicht weißt Du nicht, daß derzeit 22% der Sozialhilfe empfangenden Menschen die Gruppe der alleinerziehenden Frauen sind und warum das so ist? Daß es heute einer Frau, mit oder ohne Partner, praktisch unmöglich ist, ohne gravierende finanzielle und karrieremäßige Einbußen ein Kind aufzuziehen, weil Staat und Kirche in schöner Einhelligkeit zwar ihr „Vermehret Euch“ propagieren, aber in patriarchalischer Frauenfeindlichkeit die Frauen allein lassen mit den Folgen.

Frau- und Muttersein hat eben unhinterfragt oder ideologisch überhöht Aufopferung zu bedeuten. Oder es kommt das zynische Argument „Ihr Frauen seid doch gleichberechtigt, es liegt nur an Euch, wenn Ihr nichts draus macht!" Dieser Verfassungsartikel könnte endlich damit aufräumen, indem er anerkennt, daß es bestehende Ungleichheiten zwischen Männern und Frauen gibt und daß sie ausgeglichen werden müssen.

Und weiter, Miriam: Wenn es doch nur gelänge, in der neuen Verfassung den Paragraph 6 des Grundgesetzes zu reformieren! Er lautet: „Ehe und Familie stehen unter dem besonderen Schutz der *staatlichen Ordnung.*" Jetzt kommt die entscheidende Zusatzformulierung: *„Sie* – gemeint ist die staatliche Ordnung – *achtet den persönlichen Lebensbereich anderer auf Dauer angelegter Lebensgemeinschaften.* Wer in familiärer Gemeinschaft Kinder erzieht oder für andere sorgt, ist durch die staatliche Ordnung zu *schützen* und zu *fördern.* Alleinerziehende Eltern und Schwangere sind in besonderem Maße zu unterstützen. Der Staat fördert die Möglichkeiten der Eltern, ihre Familienpflichten mit der Erwerbstätigkeit und der Teilnahme am öffentlichen Leben zu vereinbaren."

Miriam, das bedeutet unter anderem: Du

kannst ganz anders als heute Mutter sein! Du mußt den Preis nicht mehr zahlen, den Deine Mutter, Großmutter, Urgroßmutter und die meisten Frauen der letzten zwei Jahrhunderte (seitdem mit der Industrialisierung die Welt der Erwerbstätigkeit sich trennte von der privaten Welt der Familienfürsorge und Kindererziehung) gezahlt haben: den Preis der ökonomischen Abhängigkeit vom Mann, die so oft zur psychischen und physischen Gewalt des Mannes gegen die Frau führt. Ob Du das weißt? Die Frauenhäuser sind voller Frauen, die ökonomisch abhängig sind vom Vater ihrer Kinder! Ein ganz wichtiger Schutz vor der Gewalt in der Ehe ist erwiesenermaßen die ökonomische Unabhängigkeit der Frau! Die ökonomische Abhängigkeit verhindert die Autonomie der Frau schon auf der allerersten Stufe!

Miriam, weißt Du, was diese Verfassungsänderung darüber hinaus bedeuten könnte? Wenn der Staat die Möglichkeiten fördert, Familienpflichten mit der Erwerbstätigkeit zu vereinbaren, heißt dies, daß die Doppel- und Dreifachbelastung von Frauen und Müttern aufhören soll und Väter wirklich Väter sein können! Zum Beispiel dadurch, daß sie gute Teilzeitstellen bekommen. Möchtest Du nicht auch einen Mann, der wirklich Vater ist, der Euer Baby von

Anfang an mitpflegt und dadurch vor sexuellem Mißbrauch am besten gefeit ist? (Männer, die ihre Kinder von Anfang an voll verantwortlich pflegen, sind vor der Versuchung des sexuellen Mißbrauchs am besten geschützt, das ist ein gesichertes Untersuchungsergebnis.) Miriam, Du hörst mir nicht mehr zu. Warum? Du sagst, Du willst gar keine Kinder. Es reicht Dir, was Du in der Ehe Deiner Eltern erlebt hast! Allerdings auf ein Kind möchtest Du nicht verzichten? Und Deine beste Freundin denkt genauso... Aber schau mal, genau das könnte diese neue Verfassung bringen, Ihr hättet es als alleinerziehende Mütter so viel leichter als jetzt! Und wenn Ihr Euch zusammentätet, ständet Ihr als familiäre Gemeinschaft, die Kinder erzieht, unter dem besonderen Schutz des Staates! Bisher hält er nur die Ehe für schützenswert! (Mal abgesehen davon, daß er sie nur in einer sehr patriarchalen Auffassung für schützenswert hält: Ehegattensplittung, d. h. steuerlicher Vorteil, nicht aber Erleichterung für die Frau, wie sie Beruf und Familie verbinden kann.)

Und Miriam, nun noch ein Letztes zur Chance der neuen Verfassung: Der Artikel 3, Absatz 3 soll auf folgende Weise ergänzt werden: *„Niemand darf wegen seiner oder ihrer sexuellen Orientierung benachteiligt oder bevorzugt werden."*

Weißt Du, was das für Dich speziell bedeutet? Du brauchst nicht rot zu werden, ich habe doch Augen im Kopf! Daß Du und Evelyne ineinander verliebt seid, sieht doch eine Blinde! Und Ihr versteckt es ja auch, Göttin sei Dank nicht! Es ist doch in Ordnung, daß Du Deine Liebe zu einer Frau erleben kannst, ohne jede Diskriminierung! Oder Dein Bruder die Liebe zu einem Mann! Daß Du Deine Freundin sogar heiraten kannst, wenn Du das möchtest. Oder daß Du sie, wenn Dir an Ehe nichts liegt, rechtlich gleichstellen kannst. Was das konkret heißt, rechtlich freistellen, fragst Du? Du kannst ihr zum Beispiel Deine Pension zugute kommen lassen oder Du mußt nicht selbst arm dastehen nach ihrem Tod, wenn Du sie vielleicht jahrelang gepflegt hast und dadurch keine eigene gute Rente aufbauen konntest. Oder Du kannst die Wohnung behalten, in der ihr miteinander gelebt habt. Zwischen Frau und Mann ist es doch genauso! Oder Du bist im Krankenhaus die verantwortliche Ansprechpartnerin der Ärztinnen und Ärzte, wo bisher nur die Eltern Deiner Freundin das Sagen hatten. Beim Übergang zum 21. Jahrhundert wollen wir doch endlich aufhören, es als Unrecht oder krank anzusehen, wenn ein Mensch einem Menschen des gleichen Geschlechts den Ausdruck von Liebe auch in der körperlichen Intimität schenkt!

Weißt Du, Miriam, daß noch meine eigene Mutter einen solchen Satz nicht hätte öffentlich sprechen können? Sie hat noch in der Zeit des Nationalsozialismus gelebt, da hat man die Homosexuellen in die KZs verschleppt und sie mit dem rosa Winkel gebrandmarkt. Ja, Du hast recht, das war so etwas wie der Judenstern...

Miriam, wenn ich so mit dir rede, merke ich immer mehr, wie vieles im Laufe dieses Jahrhunderts doch leichter und besser geworden ist für uns Frauen.

Hat Dir schon mal jemand davon erzählt, daß ein traditionell so fortschrittliches Land wie Dänemark die Gleichstellung homosexueller Paare schon erreicht hat? Daß dort munter geheiratet wird? Daß 1992 in Deutschland viele homosexuelle Paare ihr Aufgebot bestellt haben, obwohl es noch gar nicht „geht"? „Hella von Sinnen" wirfst Du verschmitzt ein. Du hast recht, angefangen damit haben Cornelia Scheel und Hella von Sinnen. Allerdings stimmt leider auch das: Cornelia Scheel hat mit dem Rauswurf aus der Deutschen Krebshilfe dafür bezahlen müssen, daß sie mit dem Aufgebot für homosexuelle Paare gewagt hat, etwas zu denken und zu wollen, das anderswo bereits eine rechtliche Selbstverständlichkeit ist.

Miriam, in all den Punkten, die wir jetzt

miteinander besprochen haben, wäre diese Verfassungsform eine große Erleichterung für das Frausein am Ende dieses Jahrhunderts.

„Wäre, würde, hätte, könnte", sagst Du spöttisch? Findest Du denn nicht, daß es von Fortschritt und Hoffnung zeugt, daß solche Forderungen nach einer Verfassungsreform gedacht und massiv vertreten werden können?

Nun denn, Miriam, laß mich Dir berichten von frauenpolitischen *Erleichterungen, die in diesem Jahrhundert schon erreicht worden sind.* Von weggeräumten Erschwernissen. Urteile Du selbst, ob sie und wie weit sie weggeräumt sind.

Stell' Dir vor, Du bist im Jahr 1900 und gehst allein auf der Straße. Jeder Polizist kann Dich festnehmen und der Prostitution verdächtigen! Soll ich Dir mal vorlesen, was 1900 in Hamburg der Sozialdemokratin Luise Ziez an Rechtlosigkeit widerfahren ist, die wegen Verstoßes gegen das Presserecht in die Mühlen der Justiz geraten war? (Sie war übrigens später die erste Frau im SPD-Vorstand; Ute Gerhard erzählt das ganz spannend in dem Buch „Unerhört – die Geschichte der deutschen Frauenbewegung".

„Nachdem ich gebadet hatte und mit Anstaltswäsche versehen worden war, wurde ich mit einer ganzen Kolonne Gefangener zum Arzt geführt; es befanden sich unter ihnen eine Anzahl Prostituierter, welche die Kontrollvorschriften übertreten hatten, Diebinnen, Korrigenden usw.

Die Prostituierten kamen in einen Saal für sich, vier andere Gefangene, darunter ich, wurden in ein doppeltes *Klosett* mit einem kleinen Vorraum gesperrt, wo wir uns bis aufs Hemd zu entkleiden hatten. „Sie werden auch innerlich untersucht", hieß es, „dort ist eine Schüssel, die Sie nacheinander zum Waschen nehmen können, und hier ist auch ein Tuch zum Abtrocknen". *Eine* Waschschüssel und *ein* Tuch für vier Personen! [...]

Nachdem der Herr Doktor erschienen war, kamen wir der Reihe nach, wie wir auf der Liste aufgeführt waren, an die entsetzliche Prozedur, dabei Prostituierte und andere Gefangene durcheinander. Damit der Herr Doktor keine Sekunde zu warten brauchte, mußten wir entkleidet auf dem zugigen Korridor vor der Tür des Untersuchungszimmers warten, bis die einzelne an die Reihe kam. Da ich das zweifelhafte Vergnügen hatte, die letzte zu sein, mußte ich mindestens 20 Minuten auf dem Korridor stehen.

Ob der Arzt sich nach jeder einzelnen Untersuchung die Hände gereinigt hat, kann ich nicht sagen. Nach der fabelhaften Schnelligkeit, mit der die Sache vor sich ging, scheint mir fast

Grund vorzuliegen, daran zu zweifeln. Ein Waschbecken habe ich im Zimmer nicht bemerkt, jedoch ist es möglich, daß ich das übersehen habe, weil ich mich in hochgradiger Erregung befand. Mit Karbol oder Lysol hat jedenfalls der Herr Doktor seine Hände nicht desinfiziert. Mit der rechten Hand griff er in einen Napf mit grüner Seife und ging dann an die Untersuchung. An der ganzen Art und Weise derselben, der Vorbereitung, all dem Drum und Dran, erkennt man, wie mir scheint, daß die Gefangene nicht als Mensch, sondern nur als Übeltäter betrachtet wird, „als die Puppe, welcher der Strafrichter die Nummer eines Artikels des Strafgesetzbuchs auf die Schulter klebte". Mindestens könnte man wohl verlangen, daß dem Schamgefühl soweit Rechnung getragen wird, daß man weibliche Ärzte an Frauengefängnissen anstellt, bzw. mit der Untersuchung weiblicher Gefangener betraut."

Deine Erwiderung hierauf, Miriam? Hast Du es nicht viel leichter 93 Jahre später mit Deinem Frausein? Du könntest heute nie mehr so in die Mühle der Justiz und in die Rechtlosigkeit geraten in Deutschland!

Deine Erwiderung, Miriam? Aha: Du sprichst von Memmingen und den Zwangsuntersuchungen an der holländischen Grenze im

Jahr 1992: Frauen, die der Abtreibung in Holland verdächtigt wurden, sind zu einer gynäkologischen Untersuchung gezwungen worden. Oder die skandalöse Rechtsprechung und das entwürdigende Vorgehen im Memminger Abtreibungsprozeß! Du findest das zu Recht schlimm. Aber bedenke auch, um wieviel vielstimmiger heute der Schrei der Empörung ist. Memmingen ist nicht mehr die Regel, sondern die Ausnahme! Und selbst in den konservativsten Kreisen ist „Hilfe statt Strafe“ beim Thema Abtreibung angesagt! Und Miriam, wie findest Du diese Zeitungsnotiz der Frankfurter Rundschau vom 29. 10. 92? „Auch Männer künftig mit Geburtskosten belastet“. Im Text heißt es: Der Präsident des Bundesaufsichtsamtes, Knut Hohlfeld, begründete diese Entscheidung... damit, daß die Kosten für eine Geburt schließlich von beiden Geschlechtern verursacht würden. Die aus dem Jahr 1951 stammende Bestimmung, nach der das Geburtenrisiko allein den Prämien der Frauen zugeschlagen wird, sei nicht mehr zeitgemäß.

Und Miriam, die zunehmende Zahl von Männern, die bei den Schwangerschaftskursen und den Entbindungen dabei sind? „Dafür lassen die neuen Männer hinterher dennoch den Frauen die Doppel- und Dreifachbelastung“, konterst

Du bitter, denn jede Statistik bestätigt die geringe Mitarbeit des Mannes bei der Haus- und Erziehungsarbeit.

Aber Miriam, weißt Du denn überhaupt, wie froh die Frauen der Weimarer Republik gewesen wären, wenn sie überhaupt die Chance der Doppelbelastung gehabt hätten? Willst Du mal etwas hören vom Beamtinnenzölibat, diesem klaren Rechtsbruch in der Weimarer Republik? Eine Lehrerin zum Beispiel – aber das galt für jede Frau im öffentlichen Dienst – mußte den Schuldienst quittieren, wenn sie ein Kind gebar oder auch nur heiratete. Berufsverbot für ein Geschlecht bei Heirat und Kind, das wäre heute doch unvorstellbar!

Du, Miriam, konterst plötzlich so bitter: heute gibt es zwar kein offizielles Berufsverbot für die Frau mit Kind, das erledigt sich viel eleganter dadurch, daß viele Frauen einfach nicht wissen, wo sie ihre Kinder unterbringen sollen und so auf eine Berufstätigkeit verzichten, scheinbar freiwillig. Ein einfach nur subtileres Berufsverbot dies! Und wenn sie alleinerziehend sind, werden sie auf diese Weise zu Sozialhilfeempfängerinnen! Das Weimarer Berufsverbot erledigt sich heute außerdem viel eleganter durch die vermehrte Arbeitslosigkeit von Frauen. Und meinen Einwand, daß aber doch viele Frauen einen Beruf haben, fegst Du hinweg mit dem Argument, daß da, wo Frauen Berufe ausüben, es in der überwiegenden Mehrheit die schlechter bezahlten und weniger angesehenen sind. (Du sagst, auf das Mißverhältnis von Frauen und Männern in leitenden Positionen wollest Du erst gar nicht eingehen.) Mich erinnerst Du daran, daß es deshalb nicht zufällig *die* Armut heißt, weil die Armut eben tatsächlich weiblich ist und belegst mir dies mit den Statistiken über die vermehrte Arbeitslosigkeit, über die häufigere Sozialhilfe, über die so bedrückende Altersarmut von Frauen.

Überhaupt redest Du Dich in Fahrt und willst mir beweisen, wie schwer das Frausein auch heute noch ist:

Du führst die Gewalt gegen Frauen an, verweist mich auf das Elend der überfüllten Frauen- und Mädchenhäuser, nennst erschreckende Zahlen über den sexuellen Mißbrauch, die zunehmende Drogenabhängigkeit bei Mädchen und Frauen und erklärst mir beredt, daß ein hoher Prozentsatz der drogenabhängigen Frauen und der Prostituierten Opfer von sexuellem Mißbrauch sind. Du behauptest sogar, daß es sich mit der Gesundheit von Frauen zum schlechteren entwickle und führst Zahlen über die Zunahme solcher Krankheiten wie Herzinfarkt und Lungenkrebs bei Frauen an, die früher den Männern vorbehalten waren.

Und dazwischen gerätst Du ins Anekdotische und erzählst mir von Deinen gräßlichen Fastnachtserfahrungen (warum sagst Du nicht „Karneval“, bist Du etwa eine Alemannin?): wie Dir diese ganze männerdominierte karnevalistische Vereinsmeierei der vergreisten Elferräte stinke mit ihrer gegenseitigen männerbündlerischen Beweihräucherung und frauenfeindlichen Witzen, über die die Frauen leider auch noch mitlachten, wie es überhaupt im ganzen öffentlichen Leben kaum Frauenpräsenz, sondern schiere Männerdominanz nur gäbe.

Wie Frauen in Podiumsdiskussionen nur alibi- und feigenblattmäßig auftauchten, nach dem Rezept „Man nehme 4 bis 6 Männer und dekoriere sie mit einer möglichst hübschen Frau“, die zwar den Männerappetit anrege, aber nicht ernst genommen werden müsse. Drum könne man sie ja auch schamlos unterbrechen, selbst endlos reden, aber auf ihre Redebeiträge nicht eingehen etcetera pp, wie die ganzen Untersuchungen zum Sprachverhalten ja zeigten: Aber gleichzeitig als Männer vom Sprachverhalten der Frauen profitieren, das genau das Gegenteil davon sei, aufbauend, selbst kurz sprechend und die Redebeiträge der anderen ernst nehmen.

Und dann die sexistische Werbung, wo halbnackte Frauen mit einladend geöffneten Lippen Autos und Musikanlagen garnierten für den umworbenen männlichen Käufer, ja wo man hinschaue, würde die Frau als Sexualobjekt mißbraucht, es kotze, ja kotze Dich nur noch an!

Oh Gott, Miriam, jetzt hast Du aber ausgeholt! Es scheint fast so, als würde ich die Geister nicht mehr los, die ich da gerufen habe. Ach, Miriam, entweder bist Du ein gefährlicher Lehrling oder ich eine zu gefährliche Lehrmeisterin?

Bei solchen Äußerungen hätte *mann* Dich früher eine Suffragette geschimpft oder heute „Emanze"!

Vor 200 Jahren wärst Du dafür auf der Guillotine gelandet wie Olympe de Gouges. Sie hatte nur die Wahrheit gesagt, die Du übrigens auch heute noch nicht in der Schule lernst: Was es nämlich mit der Erklärung der sogenannten Menschenrechte auf sich hat. Das waren Männerrechte, die Rechte weißer Männer. Diese Frau bezahlte es mit dem Tod, daß sie gewagt hatte zu fordern: Menschenrechte müssen für Männer *und* Frauen sein! Oder, wie es später Hedwig Dohm, die berühmte Frauenrechtlerin formulierte: Die Menschenrechte haben kein Geschlecht!

Lassen Sie mich den Dialog mit Miriam, meinem fiktiven Mädchen 2000, hier beenden.

Mein Thema verlangt nach einer Antwort auf die Frage: „Ist es leichter, ist es schwerer geworden mit dem Frausein am Ende dieses Jahrhunderts?" Und noch sprechen wir erst über die äußeren Bedingungen, die innerpsychischen fehlen bisher ja gänzlich. Hoffentlich mögen Sie, liebes Publikum, mir noch folgen!

Lassen Sie mich stichwortartig noch einiges auf das Haben- und Sollkonto der äußeren Frauensituation verteilen:

Der erste gesamtdeutsche Frauenbericht der Ministerin Angela Merkel aus dem Jahr 1992 ist bedrückend: Frauen sind in fast allen gesellschaftlichen Bereichen benachteiligt, sie arbeiten nach wie vor meist in schlechter bezahlten Berufen, sind stärker von Arbeitslosigkeit betroffen (Ostdeutschland 62,3%), sind weitaus seltener in Führungspositionen anzutreffen und tragen zudem die Familienpflichten fast allein. Frauen leisten den größten Teil der Familienarbeit, unabhängig davon, ob sie erwerbstätig sind oder nicht. Mehr als die Hälfte aller geleisteten Arbeit, nämlich die fast nur von Frauen ausgeübte Tätigkeit in Haus und Familie ist bisher nicht ausreichend bewertet worden, lautet das Fazit des Berichts. (Ich erinnere auch daran: Frauen leisten laut UNO weltweit zwei Drittel aller gesellschaftlich notwendigen Erwerbs- und Hausarbeit und bekommen dafür nur ein Zehntel der Einkommen!)

Da Frauen weder auf Familie noch Beruf verzichten wollen, will die Ministerin, daß im öffentlichen Dienst künftig alle Stellen auch in Teilzeit ausgeschrieben werden. Und Norbert Blüm hat's auch begriffen, er appelliert in seinem neuen Leitfaden mit dem Namen „Teilzeit" an die Wirtschaft, mehr Teilzeit anzubieten.

Nun ist es aber keine dauerhafte Lösung, auch wenn viele Frauen sich das in ihrer Überforderung verständlicherweise wünschen, daß nur die Frauen teilzeitarbeiten und die Familie versorgen; das wäre nur die Weiterführung der alten patriarchalischen Misere „Frau ins Haus, Mann voll berufstätig nach draußen", also außen vor, was Familien-, Haus- und Kinderarbeit betrifft. Mit den bekannten Folgen der emotionalen Verarmung der Männer, ihrer physischen und psychischen Abwesenheit in der Familie, ihrer emotionalen Angewiesenheit auf die körperlich-seelische „Versorgungstankstelle Frau", eine Angewiesenheit, die fast zwangsläufig mit Angst und Ablehnung von Frauen verbunden ist. Mit den bekannten Folgen überdies des „Phantomvaters", wie die Wiener Frauenforscherinnen Cheryl Benard und Edit Schlaffer ihn nennen und den psychisch abwesenden Vater als „Täter", ja Sie hören recht, als *„Täter in der Entwicklung des Kindes"* beschreiben. Ich will hier nicht weiter eingehen auf die Schäden, die der Vater in unterschiedlicher Weise beim Mädchen und Jungen anrichtet, wenn er zwar da, aber dennoch nicht verfügbar ist.

Die Lösung liegt also nicht darin, daß nur Frauen vermehrt teilzeitarbeiten, Männer sollten es gleichermaßen tun. Sie haben selbst den größten Gewinn davon, ihre Beziehungen zu den Menschen, mit denen sie das Leben und den Haushalt teilen, ihre Sinnlichkeit profitieren davon. Sie werden vollständiger, so wie Frauen ihrerseits vollständiger werden, wenn sie mitverantwortlich werden im Leben außerhalb des Hauses und im Beruf.

Wie sieht es bei uns mit Teilzeit aus? In Deutschland arbeitet nur jeder 40. Mann in Teilzeit, in den Niederlanden jeder 7., in USA jeder 9. Die Frauen in Deutschland liegen im Mittelfeld der Länder, da ist es jede dritte Frau, die in Teilzeit arbeitet.

Also noch einmal: bedrückend der erste gesamtdeutsche Frauenbericht. Angela Merkel zieht denn auch das Fazit, daß sie glaube, die Gleichstellung lasse sich erst im nächsten Jahrtausend erfüllen. Was die Frauensituation in Deutschland im Moment noch besonders verschärft ist dies: Frauen sind die Verliererinnen der deutschen Einheit und der Rezession. Katharina Sperber analysiert dies in ihrem Leitartikel vom 23. 1. 93 in der Frankfurter Rundschau sinngemäß so: „Die von der Regierung erstellte Sparliste trifft mit den geplanten Kürzungen beim Erziehungsgeld, der Sozialhilfe und dem Arbeitslosengeld vor allem die Frauen. Frauen sind die Verliererinnen der deutschen Einheit und der Rezession – weil sie (noch) nicht sicher genug im Sattel der Macht sitzen, weil sie trotz aller Erfolge ihrer Emanzipation zu wenige sind, die sich wehren. Und weil sie in den vergangenen Jahren zu oft auf den guten Willen der Männer vertraut haben. Der wachsende Druck, den Männer in ihrer Angst vor der Wirtschaftskrise auf die andere Hälfte der Bevölkerung ausüben und sie glauben machen wollen, sie sei eine Minderheit, darf Frauen nicht noch tiefer in die Opferrolle drängen. Sie dürfen sich nicht länger ducken, wenn in Bonn scheinbar geschlechtsneutrale Streichlisten kursieren, die aber vor allem ihnen Nachteile bringen. Sie müssen sich frech dem ‚Krisenmanagement' der Macher in den Weg stellen."

Ja, Erschwernisse des Frauseins in den äußeren Bedingungen gibt es im Moment besonders viele. Dennoch mag ich es dabei nicht belassen, ich bin nicht bereit, nur das momentan so Verdunkelte zu sehen. Als Stadträtin erlebe ich auch, wie sogar in einer kleinen Kommune wie Konstanz ein Frauenförderplan erstellt wird, vermehrt Kindergärten eingerichtet werden, ein Frauenhaus Kontur annimmt und selbst der Sprachgebrauch in der Verwaltung sich ändert. Noch 1990 haben drei Viertel der Männer im Gemeinderat gewiehert vor Lachen, als ich das Anliegen vortrug, in die geltenden Satzungen weibliche Formulierungen und eine nicht sexistische Sprache aufzunehmen.

Und wenn ich den Blick über Deutschland hinaus richte, sehe ich einen Bhutros Ghali, Generalsekretär der UNO, der bis zum 50. Geburtstag der Vereinten Nationen ein fifty-fifty-Verhältnis zwischen Männern und Frauen auf der Führungsebene dieser Weltorganisation schaffen will. Ich sehe die anglikanische Kirche, die seit November 92 Frauen zum Priesteramt zuläßt, und ich sehe auch in Deutschland, daß im Bewußtsein zunehmend vieler Menschen die so lange unhinterfragten patriarchalischen Männerbastionen ins Wanken geraten. Menschen machen zum Beispiel zunehmend Gebrauch vom veränderten Namensrecht bei der Eheschließung und für ihre Kinder. Daß das alte Namensrecht unvereinbar mit dem Gleichheitsgebot des Grundgesetzes war, hat sich, wenn auch zäh, am Ende doch durchgesetzt. Daß Frauen nach der Heirat spurlos verschwinden, weil sie durch den Namen ihres Ehemannes unauffindbar werden, wird hoffentlich bald ganz der Vergangenheit angehören.

Ich komme jetzt zur Beantwortung der in meinem Thema enthaltenen beiden Hauptfragen. Dazu zwei Thesen:

1. Die äußeren Rahmenbedingungen für Frauen in unserer Gesellschaft sind um vieles leichter geworden im Laufe dieses Jahrhunderts.

2. „Objektive" Erleichterungen in den äußeren Rahmenbedingungen wirken sich zu einem beträchtlichen Teil intrapsychisch als Erschwernisse aus für das Frauwerden und Frausein.

Zurück zur ersten These: Die Erleichterungen des Frauseins in den äußeren Rahmenbedingungen sind der Frauenbewegung zu verdanken. Auf die Geschichte der Frauenbewegung in diesem Jahrhundert kann ich hier nicht eingehen. Nur so viel: Große Blüte vor dem ersten Weltkrieg und während der Weimarer Republik, Unterdrückung durch den Nationalsozialismus und Lähmung durch den 2. Weltkrieg, ungünstige Wiederaufbausituation danach und die patriarchalische Muffigkeit der Adenauerära, neue Frauenbewegung im Zusammenhang mit der 68er Revolution.

Lassen Sie mich wieder anknüpfen: die Verbesserung der äußeren Rahmenbedingungen sind der Frauenbewegung zu verdanken. Die Frauenbewegung allein kann jedoch über die Veränderung frauenpolitischer Rahmenbedingungen hinaus nicht alle zusätzlich notwendigen Veränderungen herbeiführen. Auf zwei Ebenen sind solche zusätzlichen Veränderungen notwendig:

1. im Individuum
2. in den Institutionen, die das Individuum prägen, zum Beispiel in der Schule.

Zur Ebene des Individuums: Die Veränderungen der Rahmenbedingungen können nur greifen, wenn sich auch im Individuum entsprechende Änderungen vollziehen. Und umgekehrt natürlich, es ist ein Verhältnis der Wechselwirkung zwischen der gesellschaftlichen und der individuellen Veränderung. Die Frauenforschung und Frauenbewegung hat dabei die Vorreiterinnenrolle. Anita Heiliger, eine Frauenforscherin, argumentiert für mich sehr plausibel, daß es nur einem kleinen Teil von Frauen und Männern gelingt, die Ergebnisse der Frauenforschung ins eigene Leben umzusetzen. Sie führt dies so aus: „Natürlich hat sich quantitativ etwas verändert, immer mehr Frauen setzen sich mit ihrer Geschlechtsrolle auseinander. Doch qualitativ hat sich noch nicht viel im Verhältnis zwischen Mann und Frau getan. Auch Frauen, die sich für emanzipiert halten, haben ein hohes Maß an Anpassungsbereitschaft an männliche Vorstellungen über Weiblichkeit. Und so wächst die Mehrheit der Mädchen und Jungen nach wie vor in die traditionellen Geschlechtsrollen hinein, weil ihnen positive Vorbilder für ein gleichberechtigtes Miteinander fehlen. Und selbst da, wo es die individuellen Bemühungen um eine emanzipatorische Erziehung gibt, sei es durch beide Eltern, sei es durch das Vorbild einer alleinerziehenden Mutter, laufen diese Bemühungen um eine qualitative Veränderung des Frau- und Mannwerdens ins Leere, solange Institutionen wie Kindergarten und Schule im Sinne traditioneller Geschlechtsrollen erziehen." Selbst wenn Mütter ihre Söhne zu mehr Gleichberechtigung erziehen wollen, was vor allem alleinerziehenden Müttern gelingt, wie Anita Heiliger in ihrer Studie über Alleinerziehende herausfand, ist damit nichts gewonnen, im Gegenteil. Diese Söhne sagten später als erwachsene Männer, sie seien nicht „typisch männlich". Doch sie bewerteten diese Andersartigkeit nicht als Vorteil, sondern als Mangel! Als ein Mangel, bezogen auf das weithin gültige Männlichkeitsbild des starken Mannes.

Das Unangemessene, Paradoxe heutiger Männlichkeitsbilder ist ja übrigens dies: Je männlicher ein Mann, desto größer das Risiko, das er für sich und die Umwelt darstellt. Männliche Stärke ist für die hochkomplizierten Handlungsnotwendigkeiten unserer Industriegesellschaft eine völlig unzulängliche, ja sogar hinderliche Ausstattung und wird dennoch als äußerst werbewirksamer Schleichwert in unserer Marlboro- und Camel-Kultur gehandelt. Fürs einsame Überlebenstraining müssen immer noch Manager durch die Tundra robben, deren Aufgabe es im Alltag vor allem sein wird, im Nadelstreif und Seidenkrawatte das komplizierte menschliche Beziehungsgeflecht eines Arbeitsteams zum möglichst störungsfreien Miteinander statt Gegeneinander zu führen!

Die Klischees von Männlichkeit und Weiblichkeit haben sich in unserer sexistischen Werbung noch nicht weit von „Tarzan und Jane" entfernt. Frauenbewegung und Teile der Männerbewegung fordern den neuen Mann, der der Familie als ein gefühlskompetenter und fürsorglicher Alltagsvater mit 6 Stunden Teilzeitarbeit zur Verfügung steht, genau wie die Mutter, seine

Partnerin. In der patriarchalen Traumfabrik hingegen sind die Werbebilder am wirksamsten, die den Mann als Abenteurer und Go-West-Eroberer in einsamer Stärke und Autarkie vorführen. Die Frau als Belohnung des Mannes, schön, gefühlsbetont und für sein Wohlergehen und das der Kinder da. Das ist das alte traditionelle und sexistische Geschlechtsrollenklischee.

Wir sind hier Gäste von Max Otto Bruker und Ilse Gutjahr. Erlauben Sie mir daher den Vergleich: Werbung als „junk food“ der Seele, d. h. eine falsche oder schädliche Ernährung für die seelische Entwicklung zur Frau oder zum Mann, ebenso wie für die körperliche Entwicklung die Produkte dieser Vermarktung selbst schädlich sind: Coca Cola, Alkohol, Zigaretten, schnelle Autos. Da sind zwei sich entsprechende Ebenen von junk food für Körper und Seele. Die überwiegende Erziehungspraxis findet, trotz Gesundheitswissen und Frauenbewegung nach wie vor auf diesen Ebenen statt: Trotz überall zugänglichen Ernährungswissens wird zu falschem Ernährungsverhalten erzogen, trotz Frauenbewegung und Frauenforschung werden die Geschlechtsrollen in der alten sexistischen Weise vermittelt.

Angenommen, es wäre anders, eine Mutter und ein Vater wollten ihr Kind ganz bewußt emanzipatorisch erziehen: Da ist es ebenso schwer, individuell beim eigenen Kind gegen die traditionelle Geschlechtsrollenausbildung anzugehen, wie es schwierig ist, das Kind vor der Flut an Fabrikzucker- und Auszugsmehlsüßigkeiten zu schützen, die es bis in den Schulhof hinein überschwemmen. Emanzipatorische Erziehung, sei sie bezogen auf die Ernährung, sei es auf die Geschlechtsrolle, wird schon innerhalb der Wohnung durch Fernseher, Video, Buch- und Zeitungsmaterial gefährdet und scheitert nur allzuoft außerhalb der Wohnungstür bei der Begegnung mit der Umwelt. Spielplätze, Kindergärten und Schule sind mächtige Umwelten, in denen dem kleinen Mädchen neben dem Marsriegel und der idiotischen Barbiepuppe wieder und wieder die männliche Dominanz als „natürlich und richtig" eingeimpft wird.

Marianne Grabrucker beschreibt dies beeindruckend in ihrem Fischer-Taschenbuch „Typisch Mädchen – Prägung in den ersten drei Lebensjahren" (1985). Sie protokollierte darin die Entwicklung ihrer kleinen Tochter Anneli und die Reaktionen der Umwelt auf sie. Mit einem Jahr und sechs Monaten kommentiert Anneli bei Besuchen der Münchener Innenstadt die Plakatwerbungen mit dem Ausdruck „Frau nackig"; zu den Männern, die sie am Fernsehen und anderswo erlebt, sagt sie immer wieder „Mann redet“. Marianne Grabrucker schreibt dazu: „Mich bedrückt, daß ihr (Annelis) Wahrnehmungshorizont dafür, wie bei uns Männer und Frauen zusammenleben, sich auf die einfache Formel bringen läßt: Frau nackig, Mann redet.“ Grabrucker gibt noch unzählige Beispiele dafür, wie mächtig die Umwelt in ihren sexistischen Klischees schon in den ersten drei Lebensjahren ist und wie schwer sie es hat, als Mutter, ihre emanzipatorische Erziehung dagegenzusetzen. Aber auch danach im Kindergarten und in der Schule ist offenes sexistisches Verhalten gang und gäbe. Den kleinen Mädchen die Röcke hochzuheben, ist ein beliebter Kleiner-Jungen-Sport und allzuoft nach meiner Erfahrung als Schulpsychologin werden die Beschwerden der Schutz suchenden Mädchen abgeschmettert mit „Hier wird nicht gepetzt“ und „Macht das unter Euch aus“ oder „Du mußt lernen, Dich zu wehren“. Schlimm daran ist: Das Mädchen wird mit letzterem „Du mußt lernen, Dich zu wehren“ höchstens veranlaßt, sich mit der männlichen Norm der Gewalt so auseinanderzusetzen, daß es auf das eigene Defizit verwiesen wird, der Junge wird mit seinem geschlechtsspezifischen Defizit geschont. Ich habe hier nicht die Zeit, gründlich über Koedukation zu sprechen. Nur so viel: Das Elend der Koedukation liegt einerseits darin, daß Mädchen und Jungen unterschiedlich behandelt werden (– Jungen erhalten sehr viel mehr Aufmerksamkeit, es wird ihnen viel mehr technisch-naturwissenschaftliche Kompetenz zugetraut, Mädchen werden in ihrer sozialen Kompetenz angesprochen –), andererseits darin, daß Mädchen einseitig an die männliche Norm angepaßt werden. Die Anpassungsfähigkeit und die Kooperationsbereitschaft der Mädchen ist für die Lehrkräfte angenehm – schadet aber den Mädchen. Die Mitarbeit der Mädchen, ihre soziale Kompetenz, ihre Motivation und Fleiß sind zwar unentbehrlich – drum wollen Lehrer keine reinen Jungenklassen –, erhalten aber dennoch nicht die Bewertung, die sie verdienen. Gäbe es Noten für soziale Kompetenz, würde das männliche Defizit offenbar! Diese unbezahlte Arbeit am Klassenklima verbessert denn auch keineswegs die Aufstiegschancen der Mädchen im Beruf, wo wiederum deren Freundlichkeit, Takt, Rücksichtnahme, Hintenanstellen eigener Bedürfnisse wie selbstverständlich abkassiert werden, die Aufstiegserfolge jedoch den männlichen Ellenbogen vorbehalten bleiben. Es ist wie in der restlichen Gesellschaft auch: viel unersetzliche und dennoch unbezahlte, also abgewertete Frauenarbeit! Noten und Bezahlung sind ja zwei sich entsprechende Wertmesser unserer kapitalistischen Gesellschaft.

Noch ein Wort über den häufig so schwierigen Wechsel von Schule zu Beruf: In der Schule gewöhnen sich Mädchen daran, daß ihr Verhalten ihnen die besseren Noten und insgesamt den besseren Schulerfolg einbringt, im Beruf erleben sie, daß nun plötzlich die Männer mit ihrem Ellenbogeneinsatz sich besser verkaufen. Mädchen scheuen überhaupt die bisher typischen Männerberufe und vermeiden jede Konkurrenz. Irrigerweise glauben sie fast immer, Männer seien darin besser. Das geht schon mit den Computerkursen los, die man getrennt für Mädchen einrichten muß, damit diese nicht sofort zurückstecken. So ist es übrigens mit dem ganzen naturwissenschaftlich-technischen Bereich, den Mädchen meist vermeiden aus Angst vor der Männerdomäne.

Irgendwie scheint die weibliche Anpassungsfähigkeit mit einem schweren Handicap verbunden zu sein. In diesem Zusammenhang ist die Entwicklung des Selbstbewußtseins bei jungen Mädchen sehr interessant. Eine bedeutsame Bruchstelle zur weiblichen Behinderung ist die Pubertät: Bis zur Pubertät ist das Selbstbewußtsein der Mädchen ähnlich dem der Jungen. Dann erleidet es einen großen Einbruch. Prof. Hurrelmann hat dies in einer Untersuchung mit 1700 Jungen und Mädchen im Alter zwischen 12–14 Jahren an der Universität Bielefeld belegt. Mädchen in diesem Alter haben ein geringeres Selbstbewußtsein als Jungen, haben das Gefühl, unwichtig zu sein, glauben, daß andere sie für überflüssig halten und möchten gerne anders sein, als sie sich erleben. Die Unzufriedenheit mit dem Gesundheitszustand ist größer. Dazu paßt eine Londoner Studie, in der zwei Drittel der elf- bis vierzehnjährigen Mädchen schon Abmagerungsdiäten gemacht hatten. Frauenforscherinnen interpretieren dies damit, daß in der Pubertät die Weiblichkeitsdressur vollends greift zum Schaden und zur Behinderung der werdenden Frau. Eine deutsche Befragung über „Jugendliche 1986" brachte übrigens die Geschlechtsrollenklischees des 19. Jahrhunderts zutage nach dem Motto „Frau ist schön, Mann ist stark". Sie sehen, auf der Ebene des Individuums haben die nötigen Bewußtseinsveränderungen bei weitem noch nicht stattgefunden.

Damit verabschiede ich mich von den Ausführungen zu meiner ersten These und wiederhole sie noch einmal:

Die objektiven Rahmenbedingungen für

Frauen in dieser Gesellschaft sind leichter geworden im Laufe dieses Jahrhunderts. Sie sind der Frauenbewegung zu verdanken. Diese allein kann jedoch nicht alle notwendigen Veränderungen herbeiführen. Auf der Ebene der Individuen und in den Institutionen, die das Individuum prägen, zum Beispiel Kindergarten und Schule, sind wir weit von den notwendigen Veränderungen entfernt. Die Geschlechtsrolle wird nach wie vor von der überwiegenden Anzahl Mädchen (und natürlich Jungen) traditionell, also sexistisch und nicht emanzipatorisch gelernt.

Nun zu meiner zweiten These: Erleichterungen in den äußeren Rahmenbedingungen für die Frauen in dieser Gesellschaft wirken sich zum Teil intrapsychisch als Erschwernisse aus für das Frauwerden und Frausein. Wie das? Die Wahlmöglichkeiten in Ausbildung, Beruf, geographische Mobilität haben rasant zugenommen, von der formalen Gleichberechtigung her ist alles offen. Das Mädchen 2000 muß scheinbar nur wagen, um zu gewinnen. Jede ist ihres Glückes Schmiedin: Finanzielle Selbständigkeit, Liebe, sexuelle Erfüllung, Verbindung von Beruf, Kindern und Familie, alles scheint machbar. Schönheit und Fitneß sind eine Frage der Körperpflege, des kosmetischen know-how, der

Fitneßstudioapparaturen und der Selbstbeherrschung. Bin ich nicht schlank und straff genug, habe ich die richtige Diät nur noch nicht gesucht oder bin zu willensschwach.

Wenn man junge Mädchen Aufsätze schreiben läßt über ihre Lebensentwürfe, erscheint da der Mann und die Liebe, die Familie mit ein bis zwei Kindern und „eine" Berufstätigkeit. Letztere bleibt häufigst ganz vage. Jungen schreiben hingegen sehr präzise über den zukünftigen Beruf, und Familie heißt für sie, daß die Frau sich um die Kinder kümmert. Als Männer erreichen sie dann ja auch genau das, einen qualifizierten Männerberuf und die Frau, die ihnen in der Familienarbeit den Rücken freihält. Die Frauen bleiben hingegen beruflich auf der Strecke; sie ergreifen einen typischen Frauenberuf, den sie während der Familienphase oft aufgeben müssen. Als nicht- oder bloß dazuverdienende, schlecht bezahlte Friseuse, Verkäuferin, Arzthelferin oder Teilzeitsekretärin geraten sie in die ökonomische und damit oft psychische Abhängigkeit vom Mann. Trennen sie sich, werden sie also zu Alleinerziehenden, fehlen oft die Kindergarten- oder Schulhortplätze, so daß Armut und Sozialhilfe die Folge sind, weil wegen der Kinder gar keine Möglichkeit besteht, berufstätig zu sein.

Von diesen Gefahren will das junge Mädchen aber nichts hören. Sie liebt die heile Welt der guten Medienträume, die sie für bare Münze nimmt. Das Wissen von uns alten feministischen Schlachtrössern um das notwendige Zerbrechen dieser Träume ist meist nicht vermittelbar, das Mädchen 2000 fängt meist nichts an mit dem bitteren Erfahrungswissen der Mütterfiguren. Wir haben zum überwiegenden Teil durch die eigene Biographie am eigenen Leib gelernt, wie naiv unser Frauentraum war, es werde sich alles zum Guten wenden, wenn wir nur ein richtiges Frauenleben zustandebringen. Für so viele Mädchen 2000 scheint ihre Lebensperspektive wie selbstverständlich in ihrer Hand, von ihrem individuellen Geschick nur abhängig. Sie scheinen zu sagen: „Meine Zukunft wird schön und glücklich werden, wenn ich nur die Schule mache, eine Berufsausbildung, wie sie Frauen machen und einen Mann finde zur Familiengründung. Die Liebesbeziehung zu einem Mann, das Geliebt- und Gebrauchtwerden von meinen Kindern sind das Wichtigste für mich. Alles andere kommt danach."

Und wie sieht es wirklich mit dem Mädchen- und Frauenglück aus? Das geringe Selbstvertrauen, die Selbstzweifel, die häufigeren Eßstörungen, die zahlreicheren Depressionen und der bei Frauen viel verbreitetere Tablettenmißbrauch sprechen eine andere Sprache, eine beredte und deutliche.

Exploriert man diese Frauenstörungen, wird schnell sichtbar die zugrunde liegende psychologische Position „Mit mir ist etwas nicht in Ordnung, ich bin selber Schuld." Ich kann so wütend werden darüber, daß das die Währung ist, mit der Frauen dafür bezahlen, daß die patriarchale Welt nicht in Ordnung ist, die Frauen auf immer subtilere Weise ihren Raum und ihre Entfaltungsmöglichkeiten nimmt zugunsten der Dominanz und unhinterfragt besseren Platzreservierung für das männliche Geschlecht. Eine patriarchale Welt, die auch noch das Kunststück fertigbringt, den Frauen zu suggerieren, es läge an ihnen selbst, daß sie nicht reussieren!

Wenn alles doch so offen und gerecht zugänglich erscheint, muß die einzelne Frau es als ihr persönliches Versagen und ihre ureigenste Minderwertigkeit verarbeiten, wenn das Glück und die Lebenserfüllung sich nicht einstellen. Wenn ich als Frau die Doppel- und Dreifachbelastung nicht spielend schaffe, wenn mir der Berufswiedereinstieg nach der Familienphase nicht oder schlecht gelingt, wenn ich nicht in eine immer höher gesetzte Altersgrenze hinein attraktiv, schick und sexy bin, wenn ich nicht konkurrenzfähig bleibe in meinem outfit mit Frauen, die gut zwanzig Jahre jünger sind, dann, ja dann muß der Fehler doch bei mir selbst liegen! Denn es gibt sie ja, die Frauen, die das alles spielend schaffen, worin ich in meiner persönlichen Unzulänglichkeit versage. Und kenne ich keine solche Frau persönlich, zeigen mir die bunten Medienbilder doch eindeutig, daß es sie gibt.

Für mich ist es immer wieder erschütternd, wie Frauen sich als persönliches Versagen anlasten, was doch aus ihrer gesellschaftlich bedingten Benachteiligung resultiert. Als Schulpsychologin erlebe ich zum Beispiel oft bei Müttern den Wiedereinstieg in den Beruf oder die Versuche dazu: die psychischen Kosten sind immens, und fast keine Frau schafft es, die Schwierigkeiten nicht sich selbst anzulasten. Entweder werten die Mütter sich selbst ab oder sie mißachten die Frauen, die den Beruf nicht aufgegeben haben für ihre Kinder. Bei dieser gegenseitigen Mißachtung von „Nur-Hausfrau“ und erwerbstätiger Mutter bleiben die patriarchalischen, frauenfeindlichen Strukturen von Kritik verschont. Die Opfer führen Krieg gegeneinander und sind sich nicht bewußt, wer die Täter sind. Auf diese Weise werden Opfer zu Mittäterinnen und machen sich ein Stück weit mitschuldig (Christina

Thürmer-Rohr). Der Graben zwischen Frauen wird so größer anstatt kleiner, ohne daß dies der Beziehung zwischen den Geschlechtern wirklich Nutzen bringt.

Ich sehe eine Überforderung: Am Ende dieses Jahrhunderts befinden wir Frauen uns in einer Lage der Spannung. Die Spannung zwischen dem scheinbar Möglichen und dem individuell nicht Erreichbaren. Unserem weiblichen Bewußtsein wird auf vielfache Weise eingehämmert – auch von unseren Müttern und Großmüttern, die es äußerlich meist viel schwerer hatten und unsere Wahlfreiheiten nicht kannten –, wie gut und gleichberechtigt, wieviel besser wir es doch inzwischen haben. Ein Zwang zum Lebenserfolg, zum Glück ist die Folge davon in uns. Die negative Differenz schreiben wir uns selbst zu, anstatt das Bewußtsein von dieser Spannung zu stärken, sowie das Bewußtsein, daß wir diese Spannung nicht individuell zu verantworten haben. Dieses Bewußtsein würde Frauen noch stärker machen, als sie es ohnehin schon sind.

Ich hoffe, zu dieser Bewußtseinsarbeit hier einen Beitrag geleistet zu haben.

Sinnfindung

Wir meinen, die Ausführungen in diesem Buch machen deutlich, daß die Frau ein eigenständiges Wesen ist, daß sie es endlich lernen muß, aus der Rolle der Zuweisung und des In-Empfangnehmens herauszutreten, die ihr über Jahrhunderte abverlangt wurde. Das kirchliche Patriarchat mit all seinen frauenfeindlichen Vertretern hat an diesem Klischee „die Frau als Dienende" nicht unerheblichen Anteil. Manch ein kirchlicher Würdenträger sieht sich bemüßigt, auch heute noch die frauenfeindlichen Aussprüche eines Martin Luther zu zitieren. Und der Kampf, der um Eugen Drewermann entbrannt ist, wurde erheblich mitverursacht durch sein unerschrockenes Eintreten für die Anerkennung und Rechte der Frau – indem er die Mißverhältnisse der Klerikalen aufzeigte.

Es darf doch nicht vergessen werden, daß der Wahnsinn der Hexenverbrennungen über Jahrhunderte unter päpstlicher Weisung und auf Berufung der Bibel erfolgte. Eine entsetzliche männliche Wahnvorstellung, die in roher Gewalt gegen die Frau mündete.

„Man fürchtet die Frau, die ‚man' begehrt

aufgrund einer Moral, die das Begehren verbietet, und so wird bald aus der verbotenen Liebe eine unheimliche Kraft: Die heimlich Geliebte hört auf, noch ein Mensch zu sein – der eigenen Seele erscheint sie als ein seelenloser Gegenstand der Lust, als ein fleischgewordener Dämon, als die Projektionsgestalt aller abgewehrten Wünsche" (Drewermann: Die Botschaft der Frauen, Walter-Verlag).

Frauen müssen lernen, Ansprüche an sich und das Leben zu stellen. Die Herausforderungen sind groß genug, sie bieten sich geradezu an. Jeder Mensch hat Aufgaben. Dazu gehört zunächst vorrangig die, sich selber wirklich zu leben und anzuerkennen, herauszufinden „wer bin ich wirklich, was will ich, was ist der Sinn meines Lebens?".

Wie oft klagen Ratsuchende in Briefen und Gesprächen: „Ich sehe überhaupt keinen Sinn mehr in meinem Leben." Die Suche nach dem Sinn ist keine Frage des Vermögens, des Berufs, des Aussehens oder Ansehens, sondern einzig des Herzens. Wieviele Depressionen und Neurosen entstehen, weil die Seele ihren Sinn nicht gefunden hat.

Die Frage nach Religiosität (nicht Kirche!) kann dabei nicht ausgespart werden, denn entscheidend für ein erfülltes, sinnvolles Leben ist die Vorstellung, die der Mensch von dieser Welt hat, von seinen Mitmenschen, von der Liebe, von der Endlichkeit, letztendlich von Gott, dem Schöpfer aller Dinge.

Die Welt und alles, was in ihr vorgeht, ist unabänderlich verknüpft mit den tiefen Seelenbildern, die jeder einzelne in sich trägt.

Wir möchten mit C. G. Jung sagen:

„Der Nährboden der Seele ist das natürliche Leben. Wer dieses nicht begleitet, bleibt in der Luft hängen und erstarrt. Darum verholzen so viele Menschen im reifen Alter, sie schauen zurück und klammern sich an die Vergangenheit mit geheimer Todesfurcht im Herzen. Sie entziehen sich dem Lebensprozeß wenigstens psychologisch und bleiben darum als Erinnerungssalzsäulen stehen, die sich zwar noch lebhaft an ihre Jugendzeit zurückerinnern, aber kein lebendiges Verhältnis zur Gegenwart finden können. Von der Lebensmitte an bleibt nur der lebendig, der mit dem Leben sterben will. Denn das, was in der geheimen Stunde des Lebensmittags geschieht, ist die Umkehr der Parabel, *die Geburt des Todes.*" (C. G. Jung Lesebuch, Ullstein).

Wir führen seit 1978 in unserem Seminarzentrum in Lahnstein Ausbildungsseminare durch für das Berufsbild GesundheitsberaterIn GGB.

Seit 1991 sind Frauen-, Männer- und Selbstfindungsgruppen dazugekommen, ferner Einzel- und Gruppenberatung für Eltern, Jungendliche, „Alte“, Trauernde, rundum: für Menschen, die in einer Lebenskrise stecken und Rat brauchen, aber auch für diejenigen, die sich am fröhlichen Miteinander freuen. Es zeigt sich, daß nur diejenigen, die zu sich selbst finden, die den Mut haben, ihr eigenes Leben zu entdecken und zu leben, in der Lage sind, sich dem Nächsten, dem Mitmenschen zuzuwenden, ihm Hoffnung, Zuversicht, Vertrauen und Geborgenheit zu vermitteln, also die tiefe Sehnsucht der Menschheit, die in jedem steckt, zu stillen.

Konkret bedeutet dies, daß unsere SeminarteilnehmerInnen – es sind überwiegend Frauen – neue Aufgaben entdecken, kreativ werden, sich Interessengebiete erschließen, von deren Möglichkeiten sie vorher nicht einmal etwas ahnten. Es bedeutet, sich auf einen Lernprozeß einzulassen, der frau/Mann klare Forderungen abverlangt, die letztendlich dazu beitragen, daß sich in dieser Welt etwas bewegt und positiv verändert.

Falls Sie weitere Auskünfte oder auch nähere Informationen über unsere Seminare wünschen, wenden Sie sich bitte direkt an die Autoren: *Zentrum für Gesundheit und ganzheitliche Lebensweise, Taunusblick 1, 56112 Lahnstein.*

Ich lebe mein Leben in wachsenden Ringen,
die sich über die Dinge ziehn.
Ich werde den letzten vielleicht nicht
vollbringen,
aber versuchen will ich ihn.

Ich kreise um Gott, um den uralten Turm,
und ich kreise jahrtausendelang;
und ich weiß noch nicht:
bin ich ein Falke, ein Sturm
oder ein großer Gesang.

RAINER MARIA RILKE

Ärztlicher Rat aus ganzheitlicher Sicht

Dr. M. O. Bruker
Auszüge aus Briefen und Gesprächen

Magersucht

Ich mache mir Sorgen um meine Tochter. Sie ist 17 Jahre alt und ißt sehr wenig. Sie wiegt nur noch 41 kg bei 1,67 Größe. Die Periode kommt unregelmäßig, und sie hat Angst, sie könnte zu dick werden.

Da Sie gar nichts über das Befinden Ihrer Tochter schreiben, gehe ich zunächst einmal davon aus, daß sie keine weiteren Beschwerden hat.

Es ist bekannt, daß jedes Erlebnis auch Einfluß auf körperliche Vorgänge nehmen kann. Das heißt, die unregelmäßige Periode, die vermutlich früher regelmäßig war, hängt mit den Eßstörungen zusammen. Viele Frauen haben beispielsweise im Krieg bei der herrschenden Hungersnot keine Periode mehr gehabt.

Um eine exakte Diagnose stellen zu können, wäre ein Gespräch mit Ihrer Tochter nötig. Es wäre auch wichtig zu wissen, ob sie ein asthenischer, also eher ein schlanker Typ ist oder ob sie eine kräftige, rundliche Konstitution hat.

Magersüchtige Mädchen möchten nicht Frau werden. Welche Erlebnisse diesen Wunsch entstehen ließen, muß in langen und geduldigen Gesprächen herausgefunden werden, denn der Patientin sind die Ursachen und Hintergründe nicht bewußt. Das Ablehnen alles Weiblichen äußert sich in den von Ihnen geschilderten Symptomen. Ein guter Arzt oder Psychotherapeut muß ihr helfen, mit ihrem Leben zurechtzukommen. Falls Sie niemanden finden, schreiben Sie mir. Besser wäre es natürlich, Ihre Tochter würde sich selbst und möglichst bald direkt an mich wenden.

Östrogene

Stimmt es, daß künstliche Östrogene den Übergang in den Wechseljahren erleichtern? Sind Östrogene die wichtigsten Hormone?

Sie stellen zwei schwierige Fragen. Es wäre wunderbar, wenn es den Frauen nach Verabreichen künstlicher Hormone besser ginge. Aber zunächst muß man herausfinden, ob es ihnen auf Grund des angeblichen Hormonmangels schlecht geht oder ob sie nur befürchten, daß es ihnen – so wie die versteckte Werbung der Pharmafirmen es darstellt – schlecht gehen könnte.

Wenn es so einfach wäre, brauchte man bei jeder Frau nur den Östrogenspiegel festzustellen und könnte mit einem entsprechenden Rezept alles wieder ins Lot bringen.

Tatsache ist jedoch, daß viele Frauen in den sogenannten Wechseljahren verschiedenste unspezifische Beschwerden haben, obwohl der Hormonspiegel „völlig normal" ist. Und umgekehrt gibt es Frauen, die haben keine Krankheitserscheinungen, obwohl der Hormonspiegel nicht der „Norm" entspricht.

Man hüte sich also, wegen jeder kleinen Störung oder sogar vorsorglich einen Arzt aufzusuchen. Viele Frauen fühlen sich danach erst richtig krank, nachdem sie erfahren haben, daß „ihre Werte" nicht stimmen. Ein Hypochonder wird nicht geboren, sondern erzogen.

In der Hormonforschung, einem verhältnismäßig jungen Gebiet (man begann damit vor gut 100 Jahren), ist man immer noch im Versuchsstadium. Wenn man weiß, daß kein einziger Vorgang im Organismus ohne hormonelle Beteiligung abläuft, ist es geradezu vermessen und primitiv, dazu auch nicht ungefährlich, mit der Verordnung *eines* Hormons alles richten zu wollen.

Zur zweiten Frage: Man kennt bis heute mehr als 30 Hormone und deren Aufgaben für den Stoffwechsel. Sie werden zum Beispiel in der Bauchspeicheldrüse produziert (Insulin und Glucagon), in der Nebennierenrinde (Cortison) und im Nebennierenmark (Adrenalin, das auch gern als Streßhormon bezeichnet wird). Das adrenocorticotrope Hormon (ACTH) entsteht in der Hirnanhangsdrüse und sorgt wiederum dafür, daß die Hormonproduktion in der Nebennierenrinde, also des Cortisons, funktioniert.

Die Östrogene der Frau, die wichtigsten Geschlechtshormone, werden sowohl in den Eierstöcken als auch in Plazenta, Bindegewebe, Nebennierenrinde produziert und die Sexualhormone beim Mann vorwiegend im Hoden.

Ob thyreotropes Hormon (wichtig für die Schilddrüse), Thyroxin, Somatostatin, Progesteron oder andere Hormone – alle stehen in enger Beziehung zueinander. *Jeder* Eingriff von außen stört das Zusammenwirken. Die Zufuhr künstlicher Hormone löst die Krankheitsproblematik in keiner Weise, sondern schiebt sie zeitlich hinaus. Hormonelle Störungen sind lediglich eine Teilerscheinung einer ganzheitlichen Erkrankung, die entsprechend behandelt werden muß, wobei alle Faktoren der vorausgegangenen Lebensweise zu berücksichtigen sind.

Trockene Scheide

Seit einigen Monaten habe ich (47) das Gefühl, daß die Scheide zu eng und zu trocken ist, so daß Schmerzen beim Verkehr auftreten.

Sie haben nicht nur das Gefühl, sondern, bedingt durch die hormonelle Veränderung, tatsächlich diese Beschwerden. Die Scheide ist nicht enger als vorher, sie ist auch dehnbar. Denken Sie nur daran, daß sogar ein Kind, das geboren wird, durch diese „enge" Scheide hindurchkommt. Also ein Wunderwerk der Schöpfung. Aber die Schleimhaut produziert in den Wechseljahren vorübergehend weniger Schleim, kann also trockener und empfindlicher sein. Die Sekretion von Schleim beim Verkehr ist natürlich auch weitgehend von der seelischen Einstellung abhängig. Läßt die Frau passiv etwas mit sich geschehen, was sie im Augenblick oder grundsätzlich nicht wünscht, versteht es sich von selbst, daß der Organismus Abwehrmaßnahmen zeigt etwa in Form von Verkrampfungen oder Trockenheit der Schleimhaut.

Bevor Sie das „Konzert der inneren Drüsen" durch Einnahme künstlicher Hormone stören, würde ich zunächst einmal zu lokaler Anwendung durch entsprechende harmlose Salben raten, die die Reibung herabsetzen.

Natürlich spielt auch dabei die Ernährung eine Rolle. Werden dem Organismus alle Wirkstoffe zugeführt, die zur Produktion von Hormonen nötig sind, führt dies oftmals zu einer Verbesserung der Funktion der inneren Drüsen. Entsprechend sondern auch die Schleimhäute das nötige Sekret ab.

Selbstverständlich sind ausführliche Gespräche nötig, um die wirklichen Ursachen der trokkenen Schleimhaut herauszufinden.

Sterilisation

Mein Mann oder ich möchten uns sterilisieren lassen. Wir haben keine Kinder und möchten auch nicht zufällig welche in diese Welt setzen. Bringt eine Sterilisation gesundheitliche Nachteile?

Bei der Frau ist die Sterilisation ein operativer Eingriff, der eine Narkose erforderlich macht, während die Vasektomie beim Mann unter örtlicher Betäubung erfolgen kann.

Die Indikation zur Sterilisierung ist natürlich eine weltanschauliche mit weitreichenden Folgen. Es sollten daher gründliche Überlegungen vorausgehen. Gesundheitliche Nachteile körperlicher Art sind nicht zu erwarten.

Empfindungen im sexuellen Bereich werden weder bei der Frau noch beim Mann durch die Sterilisation beeinträchtigt.

Ein Verlag, ein Haus, eine Philosophie

In Wim Thoelkes Sendung „Der Große Preis" tritt der weißhaarige Arzt von der Lahnhöhe ebenso gewandt und treffsicher vor 20 Millionen Zuschauern auf wie in der Nibelungenhalle in Passau vor 4000 gesundheitskritischen Zuhörern: Dr. med. Max Otto Bruker. Millionen Bundesbürger kennen den kämpferischen Ganzheitsmediziner aus dem Fernsehen, aus Vorträgen, durch den „Mundfunk" überzeugter Patienten. Vor allem lesen sie aber die Bücher des schwäbischen Humanisten und Seelenarztes. Mit einer Buchauflage von rund drei Millionen Exemplaren ist Max Otto Bruker der wohl bedeutendste medizinische Erfolgsautor im deutschsprachigen Raum. Dreiundachtzig Jahre ist der – in der Nachfolge des schweizer Reformarztes Bircher-Benner scherzhaft „Deutschlands Vollwertpapst" genannte – Massenaufklärer, langjährige Klinikchef und Ernährungsspezialist – und kein bißchen greise. Zwei fundamentale Erkenntnisse lehrt M. O. Bruker Patienten wie Gesunden: Der Mensch wird krank, weil er sich falsch ernährt. Der Mensch wird krank, weil er falsch lebt.

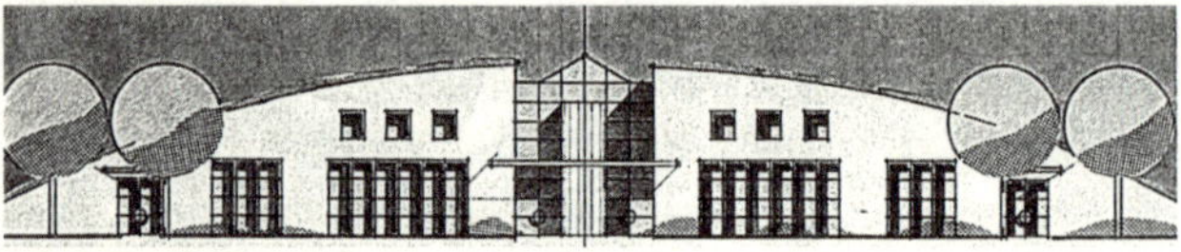

Das Dr. Max Otto Bruker Haus

Max Otto Bruker Haus

Hinter den Erfolgstiteln des emu-Verlages steht ein bedeutender Forscher und Arzt, eine Bewegung, ein Haus und tausende Schülerinnen und Schüler. Noch in diesem Jahr,

1993, ist das Max Otto Bruker Haus auf der Lahnhöhe in Lahnstein bei Koblenz bezugsfertig. Es stellt sozusagen die Krönung des Brukerschen Lebenswerkes dar: Der lichte Bau mit seinem Grasdach, den Sonnenkollektoren und Wasserrecyclinganlagen, seinen Seminar-, Selbsterfahrungs- und Meditationsräumen und einer ganzheitlichen Arztpraxis ist als eine Heimat für all jene konzipiert, denen körperliche und seelische Gesundheit, ökologische und spirituelle Harmonie Herzensbedürfnis und Sehnsucht sind. Hinter dem eleganten Halbmondkorpus mit dem markanten Grasdach verbirgt sich eine Begegnungsstätte für Gesundheitsbewußte, Seminarteilnehmer, Trost-, Ruhe- und Anregungsbedürftige. Lesungen, kleine Konzerte, Vorträge, alternative Zusammenkünfte erwarten den Besucher. Der große Vollwert-Eßraum mit seinem Ausblick auf den sanften Hang, die Lehrküche, die Bibliothek, eine Sauna, eine Kneipp-Anlage, eine ärztliche Ganzheitspraxis und der Therapieraum des Psychotherapeuten runden das Angebot zur körperlichen und geistigen Gesundheitsbegegnung ab.

Ausbildung von Gesundheitsberatern GGB

Die vitalstoffreiche Vollwertkost hat ihre Verbreitung, auch im klinischen Bereich, durch die unermüdliche Information und praktische Durchführung von Dr. M. O. Bruker gefunden. Um die Erkenntnisse gesunder Lebensführung und die durch falsche Ernährung provozierte Krankheitslawine ins öffentliche Bewußtsein zu rücken, bildet M. O. Bruker seit 1978 (im Rahmen der von ihm gegründeten „Gesellschaft für Gesundheitsberatung GGB e. V.“) Gesundheitsberaterinnen und Gesundheitsberater GGB aus. Über 2000 haben bislang die berufsbegleitende Ausbildung bestanden und wirken in Volkshochschulen, Bioläden, Lehrküchen, Krankenhäusern, ärztlichen Praxen, Krankenversicherungen und ähnlichen Bereichen. Auf der Lahnhöhe erhalten sie durch Dr. Bruker und sein Expertenteam nicht nur eine sorgfältige Grundlagenausbildung über die vitalstoffreiche Vollwerternährung und den Krankmacher der „entnatürlichten" (denaturierten) Zivilisationsernährung (raffinierter Fabrikzucker, Auszugsmehle, fabrikatorische Öle und Fette, tierisches Eiweiß usw.), sondern gewinnen auch Einblick in die leibseelischen Zusammenhänge der Krankheiten. Viele Krankheiten, diagnostiziert M.O. Bruker, sind leidvolle Folgen falscher Lebensführung und ungelöster Konflikte. Anfragen zur Gesundheitsberater-Ausbildung wie zu den Selbsterfahrungsgruppen und weiteren Tages- und Wochenendseminaren sowie Einzelberatung sind zu richten an die Gesellschaft für Gesundheitsberatung GGB e. V., Taunusblick 1, 56112 Lahnstein (Tel.: 02621/4441, Fax: 02621/3425). Fordern Sie dort bitte ebenfalls ein kostenloses Probe-Exemplar der Zeitschrift „Der Gesundheitsberater" an.

Respekt vor der Schöpfung

Der Name Dr. M. O. Bruker steht für die ursächliche Heilbehandlung statt der üblichen, hilflosen, symptomatischen Linderungsbehandlung der Schulmedizin: Für Ganzheitlichkeit statt Spezialistentum. Für Respekt vor dem Menschen und der Schöpfung statt geist- und liebloser Apparatemedizin. Der Auflagenmillionär und scharfe Kritiker der Nahrungsmittelindustrie („Essen und trinken sie nichts, wofür Werbung gemacht wird") ist in seinem Herzen demütig geblieben. „Ich bin kein Wunderheiler", bekennt der bescheidene Mann, „ich unterwerfe mich den Schöpfungsgesetzen".

„Wie können wir die Teile eines organisierten Wesens begreifen, wenn wir es nicht als Ganzes betrachten." *Goethe*

Der Autor Dr. med. M. O. Bruker äußerte sich zu weiteren Themen wie folgt:

Unsere Nahrung – unser Schicksal

Das Standardwerk der modernen Ernährungslehre. In klarer Sprache werden die wahren Ursachen der ernährungsbedingten Zivilisationskrankheiten genannt. Unmißverständlich wird aufgezeigt, daß es Interessengruppen gibt, die das in diesem Buch vermittelte Wissen mit aller Macht verhindern.

Lebensbedingte Krankheiten

Die geistige Haltung bestimmt, wie der einzelne mit den Belastungen des täglichen Lebens fertig wird. Mangel an Kenntnis und Erkenntnis kann zu Krankheiten führen. Konflikte und Streß bedrohen heute jeden. Wie Sie trotz aller Belastungen gesund bleiben oder wieder gesund werden, beschreibt dieses Buch.

Idealgewicht ohne Hungerkur

mit Rezepten von Ilse Gutjahr

Dies ist kein Diätbuch üblicher Prägung und enthält keine trockenen Theorien und kein Gestrüpp von Verboten, sondern hier wird eine ganz aus der Erfahrung geborene Methode gezeigt, die ihre Bewährungsprobe schon lange hinter sich hat. So unwahrscheinlich es klingt, nicht das Zuvielessen erzeugt Fettsucht und die begleitenden Krankheiten, sondern ein Zuwenig, d. h. der Mangel an bestimmten Nahrungsstoffen. So ist dies ein äußerst guter und praktischer Ratgeber für jeden Übergewichtigen und für alle, die ihr Gewicht halten wollen.

Stuhlverstopfung in 3 Tagen heilbar

mit Rezepten von Ilse Gutjahr

Selbst die hartnäckigste Stuhlverstopfung kann ohne Abführmittel geheilt werden! Durch einfache Nahrungsumstellung und Änderung der Lebensbedingungen kann jeder Stuhlverstopfte von seinem jahrelangen Übel befreit werden!

Herzinfarkt, Herz-, Gefäß- und Kreislauferkrankungen

Die Herz- und Kreislaufkrankheiten nehmen von Jahr zu Jahr zu, angeführt von der Todesursache Nr. 1: dem Herzinfarkt!
Die Ursachen hierfür können vermieden werden. Diese sind vor allem ein Mangel an Vitalstoffen durch die heutige denaturierte Kost.

Leber-, Galle-, Magen-, Darm und Bauchspeicheldrüsenerkrankungen

Die Leber ist unser großes Stoffwechselorgan. In den letzten Jahrzehnten haben die Lebererkrankungen außerordentlich zugenommen. Dies hängt damit zusammen, daß unsere Nahrung durch technische Eingriffe nachteilig verändert ist.
Viele scheinbar unheilbare Lebererkrankungen können durch eine vitalstoffreiche Vollwertkost geheilt werden.

Erkältungen müssen nicht sein

mit Rezepten von Ilse Gutjahr

Erkältungen kommen nicht von Kälte, sondern beruhen neben falscher Kleidung vorwiegend auf mangelnder Abwehrkraft durch vitalstoffarme Zivilisationskost.
Immer wiederkehrender Husten, Schnupfen und Grippe müssen nicht sein.
Abhärtung des Körpers durch Naturheilmethoden und Kneippsche Maßnahmen sowie vitalstoffreiche Vollwertkost bringen Abhilfe.

Rheuma – Ursache und Heilbehandlung

mit Rezepten von Ilse Gutjahr

Jeder 5. leidet heute an Erkrankungen des Bewegungsapparates (Rheuma, Ischias, Arthritis, Arthrose, Wirbelsäulen- und Bandscheibenschäden). Dies bedeutet für die Kranken: ständige Beschwerden, starke Schmerzen und hohe Kosten für Kuren und Medikamente. Die wirklichen Ursachen und die wirksame Heilbehandlung beschreibt dieses Buch und ermöglicht, sogar im späten Stadium das Fortschreiten der Erkrankung zu verlangsamen oder sogar zum Stillstand zu bringen.

Dr. M. O. Bruker / Ilse Gutjahr

Biologischer Ratgeber für Mutter und Kind

Wenn Sie vorhaben, Kinder zu bekommen oder schon welche haben: Hier finden Sie endlich alle Informationen, wie Sie Ihr Kind von Anfang an gesund aufziehen und ernähren können.
Gesundheit beginnt bei den Eltern schon vor der Zeugung und setzt sich fort mit dem Stillen und anschließend vollwertiger Ernährung. Auch zu Fragen wie Impfungen, Zahnkrankheiten und Allergien nehmen die Autoren Stellung.

Diabetes und seine biologische Behandlung

mit Rezepten von Ilse Gutjahr

Auch wenn es die offizielle Medizin noch nicht wahrhaben will: Durch konsequente Umstellung der Ernährung auf Vollwertkost besteht bei der Zuckerkrankheit (Diabetes mellitus) Aussicht auf erhebliche Besserung der Stoffwechsellage. Dies kann, je nach Schweregrad der Erkrankung, bis zur Befreiung von Tabletten und Spritzen führen.

Allergien müssen nicht sein

Ursachen und Behandlung von Neurodermitis, Hautausschlägen, Ekzemen, Heuschnupfen und Asthma

Der Titel des Buches signalisiert bereits, daß der Patient sich mit seinem Leiden nicht abfinden muß. Jede Allergie ist heilbar. Dies belegt der bekannte Arzt Dr. M. O. Bruker aus 60jähriger Erfahrung in Klinik und Praxis an Hand ausführlicher Patientenfallbeispiele.

Zucker, Zucker…

„Zucker zaubert" – wirbt die Industrie. „Zucker zaubert – Krankheiten herbei", sagt Dr. M. O. Bruker. In diesem Buch zieht der Autor eine spektakuläre Bilanz zum Thema Fabrikzucker, von dem jeder Bundesbürger jährlich mehr als 42 Kilogramm verzehrt.
Dr. Bruker setzt den Schadstoff Zucker auf die Anklagebank für ernährungsbedingte Zivilisationskrankheiten wie Gebißverfall, Rheuma, Arthritis, Arthrose, Leberschäden, Gicht, Herzinfarkt, Schlaganfall u. a. m. In ungewöhnlich scharfer Weise attackiert er vehement die Verflechtung von Wirtschaftsgruppen mit sogenannten Wissenschaften. Der Autor entlarvt „Tarnorganisationen" der Zuckerindustrie, die er als „Wolf im Schafspelz" apostrophiert.
Dem Leser werden jedoch auch Wege aufgezeigt, die ihn aus diesem „Dilemma" herausführen können, denn – so der Autor – Gesundheit ist ein Informationsproblem.

Hilfe bei Kopfschmerzen, Migräne und Schlaflosigkeit

Die Bekämpfung mit schmerzbetäubenden oder beruhigenden Mitteln bringt nur Linderung für den Augenblick, stellt jedoch keine Heilbehandlung dar. Das Wichtigste ist, dem Patienten die Erkenntnis zu vermitteln, daß die dahintersteckende Krankheit zu heilen ist. Sobald die Ursachen bekannt sind, ist der Weg offen für ein von diesen lästigen Symptomen befreites Leben.

Dr. M. O. Bruker / Ilse Gutjahr

Wer Diät ißt, wird krank

Das Wort Diät stammt aus dem Griechischen (diaita) und bedeutet ursprünglich Lebensführung. Heute verwendet man diese Bezeichnung jedoch allgemein für eingeschränkte Kostformen und Diäten, die durch Verbote gekennzeichnet sind.
In diesem Buch wird nicht nur scharfe Kritik an verschiedenen Diätformen geübt, sondern es werden auch Wege zu einer ganzheitlichen gesunden Ernährungs- und Lebensweise aufgezeigt.

Dr. M. O. Bruker / Ilse Gutjahr

Cholesterin der lebensnotwendige Stoff

Das Stichwort Cholesterin ist zu einem Schreckgespenst für Patienten, aber offensichtlich auch für Mediziner geworden.
Kaum ein Ratsuchender, der nicht besorgt auf den angeblich zu hohen Cholesteringehalt hinweist – auf den ihn leider ein anderer Arzt aufmerksam gemacht hat.
Ein krankhaft erhöhter Cholesterinspiegel ist lediglich ein Symptom, das auf Fehler in der Lebensführung hinweist. Diese müssen abgestellt werden. Cholesterin ist kein krankmachender, sondern ein lebensnotwendiger Stoff.
Wird durch die Nahrung keine ausreichende Menge zugeführt, produziert der Organismus es selbst.

Dr. M. O. Bruker / Ilse Gutjahr

Osteoporose – Dichtung und Wahrheit

Überall hört und liest man, daß viele Menschen an Osteoporose leiden. Ist dies ein neuer Krankheitsbegriff?
Weder – noch. So gut wie alles, was man über Osteoporose hört und liest, ist falsch. Dies fängt schon bei der Bezeichnung an.
Bruker geht – wie immer – den Falschaussagen nach, stellt richtig, erklärt.